ALQUIMIA DE UMA JORNADA

Conversando com as Plantas

FLORAFLUIDOTERAPIA

Lígia da Luz Posser

2ª edição / Porto Alegre-RS / 2021

Coordenação editorial: Maitê Cena
Capa e projeto gráfico: Marco Cena
Revisão: Sandro Andretta
Produção editorial: Bruna Dali e Maiara Morbene
Produção gráfica: André Luis Alt

Dados Internacionais de Catalogação na Publicação (CIP)

P856c	Posser, Lígia da Luz
	Conversando com as plantas: Florafluidoterapia. / Lígia da Luz Posser. 2 ed. – Porto Alegre: BesouroBox, 2021.
	192 p.; 16 x 23 cm
	ISBN: 978-85-5527-042-0
	1. Terapia integrativa. 2. Terapia holística. 3. Fluído - energia. I. Título.
	CDU 615.85

Bibliotecária responsável Kátia Rosi Possobon CRB10/1782

Copyright © Lígia da Luz Posser, 2021.

Todos os direitos desta edição reservados a
Edições BesouroBox Ltda.
Rua Brito Peixoto, 224 - CEP: 91030-400
Passo D'Areia - Porto Alegre - RS
Fone: (51) 3337.5620
www.besourobox.com.br

Impresso no Brasil
Novembro de 2021

Sumário

Introdução - Alecrim e confecção de um chá 7

Capítulo 1 - Fitoterapia, do grego
therapeia = tratamento e phyton = vegetal 11
1.1 - Adoção dos Fitobioativos em tratamentos 14
1.2 - Adoção dos Fitobiofluidos em terapias 17
1.3 - Fotossíntese: uma troca mais que fluídica com os vegetais 19

Capítulo 2 - Contos, parábolas e mitos sobre Florafluidoterapia 25
2.1 - Um Conto 25
2.2 - Uma Parábola: A parábola dos talentos ou O Senhor dos Jardins ... 28
2.3 - Um mito 30

Capítulo 3 - Captando Energias Sutis dos Vegetais 35
3.1 - Metabiomorfose 35
3.2 - Contatando com Elemental da Planta 39
3.3 - Devas, Gnomos, Dríades, Duendes e Fadas 43
3.4 - Minha árvore de estimação 50
3.5 - Olhar de secar Pimenteira 52

Capítulo 4 - Alquimia dos Vegetais 55
4.1 - Merlin, Saint Germain e o verdadeiro Elixir da longevidade 57
4.2 - Biomutações Físico-químicas 60
4.3 - Curandeiras - Ervateiras - Xamãs 62
4.4 - Benzeduras com galhos de ervas e chás 67

Capítulo 5 - Florafluidoterapia : A Energia fluídica das flores 71
5.1 - O Advento dos Florais em terapias 71
5.2 - Cultivando e conectando-se com as flores 78

5.3 - Explicando nossas preferências pessoais das flores 87
5.4 - Flores em Arranjos de buquê ou no vaso com terra 90

Capítulo 6 - Culinária Vegetariana **95**
6.1 - As plantas sentem? Como fica a ingesta de vegetais? 98
6.2 - Vegetariano e vegano 102

Capítulo 7 - Rituais do Chá **107**
7.1 - Um pouco de História 107
7.2 - Vamos tomar um chá? 110
7.3 - Rituais de Chás pelo Mundo 113
7.4 - Teimancia 122

Capítulo 8 - Aerofluidofitoterapia **123**
8.1 - Infusão aromática 124
8.2 - Incensos, sprays e velas perfumadas 126

Capítulo 9 - Adoção de plantas na ambientação de espaços **133**
9.1 - Decoração e paisagismo através do cultivo de plantas 136
9.2 - Criando um Jardim dos Sentidos 138

Capítulo 10 - Florestaterapia: uma nova Proposta **141**
10.1 - Psicoterapia sensitiva através da imersão na floresta 141
10.2 - Abraçando árvores e acariciando folhas e flores 155
10.3 - Trocas de Energias fluídicas 158
10.4 - Meditação dirigida na Floresta 163

Capítulo 11 - Diálogo com as plantas e o seu lado fluídico oculto **165**
11.1 - Conversando com as plantas - percepções sutis 170
11.2 - Experimentos já comprovados 174

Capítulo 12 - Abrindo-se para este novo mundo de conexões **179**

Capítulo 13 - Florafluidoterapia,
o AMOR é a chave acionada pela intenção **183**

Referências Bibliográficas **187**

Introdução
Alecrim e confecção de um chá

Aqueci a água e coloquei numa garrafa térmica. Saí para a horta e colhi alguns ramos de alecrim para fazer um chá. Estava por colocar os raminhos dentro da térmica, quando ouvi um grito: "Nãããooo!". Parei assustada e, olhando através da janela a minha frente, vi um vigoroso pé de alecrim. Senti uma espécie de surpresa, com um misto de vergonha. Resolvi entrar em sintonia com o arbusto, como já havia tantas vezes ouvido falar sobre entrar em conexão com as plantas, sintonizar seus sentimentos e, quem sabe, até receber mensagens, orientações. Cresci ouvindo de meu avô materno, que era descendente de índio, falar sobre o *olhar com atenção e ouvir com o coração tudo ao seu redor*.

Dei-me conta do quanto estava desatenta, colhendo os ramos de alecrim, aquecendo a água e indo colocar dentro da térmica para fazer um chá. Em nenhum momento me conectei com a planta, como já havia visto meu avô fazer, conversando e explicando por que a iria colher, pedir permissão, e só então, com um profundo sentimento de respeito e gratidão, a colher.

Olhei para o pé de alecrim e mentalmente perguntei: "É você que está gritando ou eu estou ficando louca?". Senti que não estava sozinha, com aquela sensação de ser observada. Olhei ao redor e, sim, estava sozinha. Arrisquei mais uma pergunta, na verdade, muitas brotaram em minha mente: "Você viu o que eu ia fazer? Como sentiu, se não era um ramo de teu pé? Este eu colhi na horta. E, mesmo que tenhas percebido o que eu ia fazer, como uma planta evitaria de ser usada como chá ou outro alimento qualquer?". Ai, meu Deus, além de falar com as plantas, vou ficar louca perguntando se posso ou não comer, e, se entender que não, como vou viver?

Devo dizer que, a esta altura, eu já havia desistido do chá, saí para a rua e sentei-me junto ao pé de alecrim. Respirei fundo, estendi as mãos e acariciei seus galhos e folhas. Imediatamente o ar inundou-se de um leve perfume cítrico, senti uma alegria envolvendo todo o ambiente, relembrei o que já havia aprendido: *o alecrim é a planta da alegria, do contentamento, da leveza.*

Fechei os olhos e me senti transportada para junto dos ramos do alecrim, sensação de paz e entrega tomaram conta de meus sentidos, deixei-me levar por um mundo de sons, imagens e conexões. Uma série de informações e conversas começaram a ser transmitidas, não ouvia com estes ouvidos, não via com estes olhos, mas via, ouvia e sentia tudo muito real, dentro de mim.

Foi-me explicado que, para nos comunicarmos com as plantas, devemos ir além dos cinco sentidos mais usuais neste momento pelos humanos, temos muito mais sentidos, que estão atrofiados, e, à medida que os conectarmos e desenvolvermos, novas sinapses e conexões neuronais se formarão, e voltaremos a ser seres integrais, com uso mais ampliado de nossas possibilidades neuromentais.

Olhei ao redor e vi margaridas, jasmins, pés de milho balançando, roseiras sorridentes, a grama se estendendo como um tapete, todos me convidando para atravessar e adentrar neste mundo de interconexões entre mim e as plantas.

Gostei do convite, aceitei de imediato, e logo fui perguntando como e quando iríamos começar nosso aprendizado.

Um mundo de seres elementais da natureza foi se aproximando, olhavam-me com alegria, disfarçados em um risinho irônico, como se estivessem se divertindo com a minha vontade de acreditar e a incredulidade que teimava em tomar conta de meus pensamentos e mente indagadora, pois obviamente dúvidas de minha mente racional já emergiam.

Uma voz dentro de mim informou:

"Entrega-te com simplicidade em aceitar tudo com alegria e leveza, como se fosse um jogo, uma proposta de brincadeira, um deixar fluir. Com o tempo, através desta entrega quase que infantil, você irá aprendendo, ou retomando, as formas de comunicação que já existiram no passado e que, com a socialização, foram ficando embotadas e desconectadas, onde as comunicações só se estabeleceriam se pudessem ser vistas, ouvidas, sentidas, tocadas e percebidas pelos cinco sentidos a que a humanidade nos últimos milênios vem se restringindo, e sente até vergonha ou medo, escondendo qualquer percepção dita *extrassensorial*.

Que tempo maravilhoso, perdido por muitas e muitas gerações de humanos, deixando de ver o que está visível, de ouvir o que está sendo comunicado, de perceber e adentrar esferas fluidas de muita luz e equilíbrio. Tudo isso é porque tens por detrás uma mente dita racional, que, antes de aceitar sentir, quer ver, comprovar e ter maiores informações e detalhes em nome da tal comprovação científica.

Esta dúvida é benéfica, na medida em que venha acrescentar conhecimento, mas a maioria dos métodos inicia sua busca pela negação: não acredito, não vi, não estou sabendo, não me comprometo, enfim, negando o que não pode ver. Coitados, como alguém já disse um dia, o pior cego é aquele que não quer ver. Você só verá o invisível, ouvirá revelações se assim decidir e entregar-se. Vamos nessa?"

Eu fui, eu aceitei, eu me entreguei, e agora estou compartilhando com todos os leitores todas as infinitas possibilidades de adentrarmos no Mundo dos Vegetais e estabelecermos comunicações e trocas muito inteligentes e prazerosas para ambos.

Vamos nessa você também?

CAPÍTULO 1

Fitoterapia, do grego therapeia = tratamento e phyton = vegetal

Devido à minha formação acadêmica, ainda sinto certa necessidade de seguir algumas denominações, mas prometi a mim mesma que, no decorrer deste livro, vou despir-me dessas necessidades para simplesmente ser, descrevendo o que sinto, vejo e acredito.

O termo Fitoterapia (*fito* = vegetal e *terapia* = tratamentos) é apenas uma parte do muito que podemos nos relacionar com o Mundo Vegetal, pois não é só a parte de terapias que o Mundo Vegetal carinhosamente coloca à nossa disposição, é muito mais, são as inter-relações que as plantas podem estabelecer conosco, seria como viver em uma comunidade onde os vegetais fazem parte, atuam, interagem e participam à sua maneira e de forma significativa, fazendo a diferença no convívio harmônico.

Imaginem uma cidade, ou mesmo os arredores de uma, sem a participação e a presença do Mundo Vegetal. Seria tudo árido, desértico, *sem vida*. Como poderíamos sobreviver sem a energia e as trocas vitais de oxigênio advindas da fotossíntese?

Qualquer ambiente em que vivermos sempre será mais convidativo e agradável se tivermos junto a frequência vibracional amorosa das plantas, principalmente quando ainda embelezam o entorno com suas lindas e perfumadas flores. Lembro-me sempre de meu neto Juan, quando, com 4 anos de idade, indo passear em um parque com muitas árvores e imensos xaxins, exclamou entusiasmado: "Olha, vó, a natureza!". Eu olhei e vi realmente uma vegetação luxuriante e linda, mas até hoje me pergunto: será que era somente sobre as plantas que ele estava se referindo ou via também os devas e outros seres?

De minhas recentes experiências com o Mundo dos Vegetais, posso afirmar que uma das muitas formas de estabelecermos uma relação positiva de trocas harmônicas com as plantas seria através do contato direto e da entrega. Nessa sinergia de trocas, mais recebemos do que doamos, ou seja, mais somos beneficiados do que beneficiamos.

Está na hora de o ser humano dar-se conta de que há aqui um grande equívoco, quiçá a raiz de muitas formas egoístas de relacionar-se com o nosso planeta com atitudes mais de usufruir e sugar, retirando, tomando sem respeito e indiscriminadamente, ao invés de ser grato e estabelecer um mundo de trocas e gestos de cuidados com amor e gratidão.

A história da humanidade está aí para demonstrar, através de inúmeros relatos ao longo dos tempos, a importante participação das ervas e plantas, muitas consideradas medicinais, sendo adotadas e usadas para tratamentos preventivos e curativos, bem como para alimentação.

Então, surge uma espécie chamada raça humana, que em alguns livros científicos é considerada a *racional*, aquela que pensa e tem uma inteligência diferenciada, e em nome desta mente brilhante cria máquinas para devastar e derrubar florestas, arar os campos para suas imensas lavouras, cria sementes geneticamente transformadas em laboratório, denominadas transgênicas, aplica fertilizantes e inseticidas altamente tóxicos e venenosos para todos os seres vivos habitantes da Terra, inclusive para eles próprios, que também estão adoecendo e morrendo, em decorrência de sua própria insanidade.

Diante de tudo isso, está voltando com muita força e de forma vigorosa um grupo de humanos que se deram conta do que estava sendo feito em nome do progresso e da evolução. Eles estão reativando e buscando trazer de volta as antigas tradições de convívio, contato e trocas amorosas e respeitosas com a natureza. Neste contexto, vêm-se reafirmando e impondo os conhecimentos da Fitoterapia de muitos mestres e sábios de outrora.

Escrevo estas linhas com muito entusiasmo e emoção, pois sou um ser de índole altamente positiva e acredito na essência pura e amorosa que cada ser humano tem. Minha bandeira é sem fronteiras e limites, somos todos cidadãos do mundo, habitamos num mesmo planeta e, consequentemente, temos a responsabilidade de manter sua integridade e sanidade energética, além de construir cidades ecologicamente corretas, respeitando e preservando o equilíbrio dos ecossistemas. As ditas catástrofes naturais, na verdade, não são naturais, e sim reflexo dos desequilíbrios causados pelos humanos. Acredito que tudo está interligado, somos *unos* com o todo, e o desequilíbrio do todo desarmoniza a parte, portanto, todos os seres da natureza são nossos parceiros, estamos juntos nesta imensa Nave Planetária.

Neste livro, vamos voltar muitas vezes a este tema, pois um dos seres vivos que mais estão sofrendo transmutações e mesmo sendo extintos é o Mundo Vegetal – seres evoluidíssimos que se doam com muito amor, germinando, crescendo em direção ao sol, estabelecendo trocas vitais de oxigênio para a espécie animal, que não sobreviveria sem este elemento. O Mundo dos Vegetais nunca deixou de cumprir seu papel no ritmo da vida planetária;

mesmo sendo dizimados, agredidos e literalmente cortados pela raiz, continuam nascendo, crescendo e amorosamente se doando.

Lembrando que *fitoterapia* é uma forma de tratamento com ativos, substâncias químicas retiradas das plantas, e *Florafluidoterapia* são tratamentos com os fluidos energéticos das plantas. Ambas são utilizadas para prevenção e curas em terapias dos seres do reino animal e humano. Assim, cabe aqui um questionamento: *Faria algum sentido destruirmos todos os hospitais e farmácias, apenas por não termos previsão de quando poderemos necessitar deles? Pois é isso que o ser humano vem fazendo com o Mundo Vegetal, destruindo, envenenando, tornando impraticável colher uma erva para um chá, devido à poluição tóxica que se encontra em muitas áreas de nosso planeta. Isso mesmo, ainda que cerca de 95% dos medicamentos alopáticos e homeopáticos sejam de origem vegetal.*

1.1 – Adoção dos Fitobioativos em tratamentos

Devemos ter bem clara a diferença na adoção de Fitobioativos, que podem se apresentar de duas formas:

* **Fitobioterápicos:** a extração dos ativos, por meio do isolamento e do refino de seus princípios, não é o uso da planta em si, mas sim de seus extratos (apenas alguns ativos); a extração pode ser feita por tecnologia farmacêutica ou industrial (quando em grande quantidade).

* **Fitobioterapia:** consiste na adoção e uso dos princípios ativos que não são isolados; podem ser usadas partes ou mesmo toda a planta, inclusive as raízes, que muitas vezes são utilizadas em receitas caseiras, seja na forma de chás, decocção, trituração, secagem, entre outras, sendo sempre preciso atenção quando da adoção dessas terapias, como o cuidado com as quantidades, qual a parte da planta é realmente indicada, quanto tempo deve ser usada, pois existe a possibilidade de algumas partes serem tóxicas, ou seu uso prolongado também causar efeitos colaterais, sem esquecer que ainda pode ocorrer a contaminação por agrotóxicos ou por metais pesados, por isso também o cuidado do local onde se vai colher as ervas medicinais, o que vale também para a colheita pela indústria farmacêutica.

Na fitobioterapia, a ação do princípio ativo é mais suave na maioria das vezes, devendo ser indicado por pessoas que tenham conhecimento e experiência em seu uso. Em pouca quantidade pode ser inócuo, e em quantidades excessivas pode ser tóxico. Vamos voltar a falar nos ervateiros e mulheres curandeiras, que nunca estudaram, nem saberiam, na maioria das vezes, denominar as substâncias que estão indicando, mas sabem porque intuíram junto à natureza, em sintonia com os devas da planta. É uma sabedoria que passa de geração em geração, em muitas comunidades, geralmente nas periferias de cidades e em tribos indígenas através de seus xamãs.

Quanto aos ativos dos extratos extraídos industrialmente, estes também podem oferecer riscos de efeitos colaterais, como a maioria dos medicamentos alopáticos; mesmo que sejam só manipulados com os extratos estudados e comprovados em pesquisas analítico-científicas, muitas vezes agridem outras partes do sistema físico como um todo.

Conversando com um Xamã ervateiro, em um Congresso de Física Quântica, ao ser perguntado sobre este assunto, com muita sabedoria e simplicidade respondeu: "Quando os homens da ciência retiram as substâncias de tratamento das plantas, eles retiram só um ou alguns elementos, mas esquecem que as plantas foram desenvolvidas pelo grande Espírito e são completas, cada parte da planta completa e atua como num todo. E, assim, aquilo que chamam de efeitos colaterais dos remédios de farmácia dificilmente ocorre na nossa medicina natural. É o mesmo que retirar o leite do seio da mãe para dar à criança em mamadeiras, esquecem que este processo é um todo, o contato do bebê com a pele da mãe, as substâncias que os corpos de ambos secretam neste momento, modificando totalmente o leite e a digestão do bebê".

Achei lindo e de uma sabedoria sem comparações, pois, ao se extraírem os princípios ativos industrialmente, são desconsiderados e deixados de lado muitos outros elementos que existem na planta, que de forma natural e harmônica apresentam suas exatas proporções. Falta aquilo que o Xamã falou, a sintonia, a sinergia no todo, onde cada princípio ativo atuaria de forma complementar, sem deixar de citar a própria energia vibracional e vital da planta.

Mais uma vez, a medicina alopática atuando de forma segmentada, ao invés de atuar de forma globalizada, deixando de considerar o ser humano no seu contexto integral. Da mesma forma, nos Fitobioterápicos, utilizam-se apenas um ou dois ativos para a inflamação ou dor diagnosticada, sem levar em consideração que as causas, na maioria das vezes, nada têm a ver com o extrato ativo indicado, ou seja, atuam no efeito, naquilo que está diagnosticado, e não se vai a fundo na causa (poucos são os profissionais que fazem isso), pois, ao se eliminar a causa, o efeito deixa de existir.

Penso que poderia haver um olhar mais atento para cada planta e para o que seus ativos oferecem. Tenho certeza de que as plantas, do alto de sua sabedoria e formação num todo, se forem, por exemplo, indicadas para edemas e inflamação, deverão, em sua composição, ter também ativos que atuariam não só no edema que causa um processo inflamatório, mas também na cura e prevenção do que desencadeou essa mudança. Na indústria farmacêutica tradicional, é extraído o ativo para combater o diagnóstico, e fica o questionamento: será que a mesma planta que oferece esses ativos específicos não teria, em sua formação, ativos preventivos e curadores, podendo atuar mais integralmente na causa identificada?

1.2 – Adoção dos Fitobiofluidos em terapias

Terapias com Fitobiofluidos. *Bio* = vida, mas o que seria esta parte denominada *fluidos*? Ela não está diretamente relacionada com a parte material da planta, sua composição química, sua formação física como planta, com suas raízes, caule, folhas e flores, que caracteriza cada vegetal; está, sim, ligada a esta parte mais sutil e fluida, que se encontra em todo vegetal, diferenciando-o dentro de sua espécie ou num todo. É um tema que, por tratar de percepções sutis, invisíveis aos sentidos, vem ao longo dos milênios sendo deixado para os mestres, sensitivos, xamãs e curandeiros, ficando até o final do século passado restrito às terapias complementares.

Com o advento da Física Quântica, um novo olhar volta-se para este sutil e invisível, que pode, sim, ser medido e captado, dentro dos conceitos quânticos de onda e partícula. Todas as teorias e procedimentos classificados como conhecimento dentro das filosofias complementares começam a merecer atenção dos estudiosos e dos cientistas, *agora sentindo firmeza e pé no chão*, como disse um médico pesquisador, ao referir-se às Terapias com Florais, até então consideradas como aguinhas inócuas, sem sentido e indicação terapêutica.

Todo este conhecimento sobre a indicação fluídica/energética de uma planta primeiramente faz parte de arquivos do conhecimento ancestral, conservado através dos tempos em nosso inconsciente coletivo. Infelizmente, em nome da comprovação científica, fomos perdendo, embotando esta capacidade de sentir e perceber, de ir diretamente na sabedoria cósmica para trazer essas informações. Deixamos de nos conectar diretamente, de sentir e nos encantar com as vibrações fluídicas sutis que estão presentes no Mundo Vegetal, relegamos todas essas importantes informações para um grupo que foi denominado de curandeiros, terapeutas holísticos, xamãs. Na Idade Média, quem detinha este conhecimento e manifestasse entrar em contato e trabalhar com a egrégora invisível do Mundo Vegetal – e aqui entra o mundo dos devas, gnomos, duendes, elfos e fadas – era classificado como bruxo e tratado com repúdio.

O foco vem mudando, evoluindo para a volta às nossas origens mais puras, sem a contaminação poluída do excesso de estudos, teorias e conhecimentos, acreditando que se pode, ao plantar e cuidar de um jardim, atrair seres da natureza, desde os sensitivamente perceptivos, como as borboletas, as abelhas e os pássaros, até os elementais do mundo sutil, felizes por poderem atuar e interagir. Estes espaços podem ser cultivados em locais externos ou mesmo em pequenos vasos com ervas, flores e até pequenas árvores em escritórios e residências, mudando positivamente e de forma salutar a energia vibracional do ambiente.

Entre em contato com estas energias fluídicas mais sutis, convidando fadas e gnomos a virem atuar, entregue-se e acredite: onde você colocar sua percepção intuitiva e abrir-se para a consciência através do terceiro olho, ou, melhor ainda, pelos fluidos do coração, toda a energia invisível do entorno seguirá este fluxo.

Nos próximos capítulos, falaremos muitas vezes desta energia fluídica, através de temas como florais, curandeiras, benzeduras com ervas, varinhas mágicas feitas de madeiras de árvores especiais, radiestesia para encontrar água no solo a partir de forquilhas de ramos de salgueiro ou outras plantas, toda esta energia vibracional presente em cada raiz, ramo, folha ou flor.

1.3 – Fotossíntese:
uma troca mais que fluídica com os vegetais

Sim, a Fotossíntese é uma troca mais que fluídica com os vegetais, é uma verdadeira Alquimia, é a arte natural transmutada, que, etapa por etapa, mutação por mutação, transforma um elemento em outro, ou seja, gás carbônico em oxigênio. Na natureza, tudo se transforma de forma harmônica e equilibrada, mas a Alquimia da fotossíntese, infelizmente, vem sendo alterada, com a redução de superfícies de vegetação no planeta, interferindo no ritmo da natureza.

Vamos entender um pouco, e de forma simplificada, o que seria esse processo em que o Mundo Vegetal transforma a energia luminosa em energia química; em outras palavras, através da radiação solar incidindo sobre suas folhas, os vegetais processam o dióxido de carbono (CO_2), a água (H_2O) e outros minerais, transformando-os em compostos orgânicos e oxigênio (O_2) gasosos. Através da fotossíntese, de suas trocas metabólicas, além do oxigênio, os vegetais produzem seu próprio alimento, quase que essencialmente constituído por açúcares, como a glicose. Ela é responsável pelo desencadear de toda a cadeia alimentar no planeta, pois sem ela os seres vivos não conseguiriam sobreviver, já que sua alimentação está baseada nas substâncias orgânicas e no oxigênio fabricados pelas plantas. Tanto o homem como os animais e o próprio Mundo Vegetal necessitam deste fator alquímico para manterem-se vivos no planeta.

Esta magia alquímica desencadeia-se principalmente nas folhas, que possuem células fotossintetizantes, sobre as moléculas de clorofila, onde incide a luz branca do sol, que é formada por um conjunto de radiações eletromagnéticas de vários comprimentos de onda, podendo variar de 350 nm (nanômetros), que corresponde ao violeta, a 750 nm, que corresponde ao vermelho, este último é visível aos olhos. Essas radiações são absorvidas com diferença de intensidade pela clorofila, sendo que as radiações de 500 a 580 nm, correspondentes ao verde e ao amarelo, são as menos absorvidas.

Resumindo: quando a luz incide em uma molécula de clorofila, esta absorve parte da energia luminosa que permite a reação do gás carbônico com água, produzindo carboidratos e liberando oxigênio; o elemento água é retirado do solo pela raiz e vai subindo como seiva pelos vasos da planta. O gás carbônico é retirado da atmosfera e absorvido pelas folhas. A energia luminosa vem da luz solar. A clorofila tem ação catalisadora na reação alquímica, atuando de forma contínua, ou seja, não se desgasta, nem é consumida, apenas ativa a reação. É importante lembrar que a fotossíntese se faz presente tanto nos vegetais na terra como nos vegetais dos oceanos.

Existem muitas fontes de energia cósmica, sendo que a do Sol é a mais poderosa e sempre disponível. O cérebro é um dos poderosos centros receptores vibracionais do corpo humano, onde, na retina e na glândula pineal, considerada internamente como o *terceiro olho ou a residência da alma*, segundo Descartes, existem células fotorreceptoras que podem ser consideradas como órgãos fotossensíveis. Sendo assim, como o Reino Vegetal se baseia na clorofila e na fotossíntese, dependendo diretamente do Sol, de forma similar, algum tipo de fotossíntese ocorre no corpo humano, baseando-se na hipótese de tudo ser desencadeado ou ativado pela energia solar. Através de um meio orgânico complexo e mediante algumas etapas neurodesencadeadoras, essa energia deve entrar e atuar no corpo. E toda esta porta de entrada é através e principalmente pelos nossos olhos físicos, onde, com maior luz solar, a pupila na retina se contrai e, com sombra e escuridão, se dilata. Esta estimulação luminosa desencadeia a formação de endorfinas, o hormônio da alegria, contentamento e entusiasmo. Já se sabe que existe um trânsito, através das retinas, que vai até o hipotálamo, denominado por muitos como caminho *retino-hipotalâmico*. É por essa sensibilização que recebemos informações sobre as alternâncias da luz, nos períodos de luz e sombras. Esses impulsos luminosos inibem a secreção de melatonina. Quando os impulsos de luz cessam à noite ou no escuro, quando a luz não estimula mais o hipotálamo, cessa também a inibição da pineal. Neste momento, a secreção de melatonina é liberada. Assim como a Luz é de real importância para nossa vitalidade, a secreção de melatonina, na escuridão, nos proporciona, ao desligar e relaxar, o sono profundo e reparador, tão necessário para vivermos sem estresse.

Muito ainda há por se descobrir sobre as reais possibilidades do nosso corpo humano, que ainda não é entendido plenamente dentro de todos os seus potenciais, que sempre existiram e são por nós utilizados, embora sem compreendermos bem sua forma e funcionamento. Por isso, a maior parte da comunidade acadêmica não aceita a possibilidade de possuirmos atuante um terceiro olho, ativado pela pineal, sendo um órgão fotossensível e importante regulador no corpo. Os processos ainda não conhecidos e explorados de síntese e transformação da energia solar com certeza ocorrem aqui, e muitos dos nossos contatos e percepções, como com o Mundo dos Vegetais, permanecem ainda em um intrincado de conexões neuronais, esperando serem ativados, desencadeando um maior fluir e junto advindo o desenvolvimento de mais sentidos perceptivos que se encontram adormecidos.

Pesquisando detalhes de publicações científicas e de física quântica mais recentes e comparando com antigos textos dos monges espiritualistas indianos, e também com alguns textos ocidentais ocultistas, concluímos que tanto o Mundo Vegetal quanto os seres humanos necessitam da luz fluídica solar para a síntese de sua *Energia Vital*, energia esta tão propagada, tão buscada e ainda não identificada e localizada dentro da anatomofisiologia humana. Somos tão evoluídos em muitas ciências, indo até para fora de nosso sistema solar, mas ainda tão ignorantes em relação ao nosso interior energético, embora tão próximo e atuante...

Existem estudos que afirmam que cada ser humano tem necessidade de uma quantidade média de oxigênio igual à que pode ser fornecida por uma superfície foliar de 150 m² (isso seria o ideal). Como a realidade nos centros urbanos é outra, toma-se por base um espaço mínimo de vegetação, sendo então considerada desejável para a saúde a manutenção de estruturas verdes urbanas de 40 m² por habitante. Estou falando no mínimo desejável, mas lembrem-se de que viver em contato direto com grandes áreas verdes possibilita uma qualidade respiratória de oxigênio inquestionável. Sabemos que, ao viver por muito tempo em grandes centros urbanos, sem um contato maior com a natureza, vamos baixando nossa Energia Vital e sentimos cada vez mais cansaço, irritação, estresse e desvitalização.

Graças a muitos estudos, os espaços verdes urbanos vêm assumindo crescente importância, com a já instituição, em alguns países, de jardins suspensos e hortas nos terraços dos edifícios. Um centro urbano com pouca vegetação é um local doente, asfixiante e propenso ao desenvolvimento de doenças infecciosas respiratórias crônicas.

No Feng Shui, trazer o Mundo Vegetal para dentro de casa, para espaços de trabalho, para *shoppings*, vem sendo preconizado e apontado como referencial de saúde e qualidade de vida.

Sempre observando os cuidados de exposição à luz solar, e com a água através de regas periódicas, em troca, a planta nos proporciona o oxigênio puro e retira o gás carbônico exalado no ambiente. Olhar um jardim com muitas flores e arbustos é extremamente relaxante, e segundo alguns estudiosos de bioenergia, inundar os olhos de verde, através da contemplação de plantas, faz parte de uma terapia.

Pensam que é muito? Que maravilha, então, ainda saber que estes seres amorosos nos fornecem muito mais que a oxigenação do ar que respiramos. Através de sua frequência eletromagnética, expandem fluidos energéticos harmonizadores, equilibradores, elevando a vibração no ambiente onde se encontram. E tem mais, embelezam e decoram os espaços, criando oportunidades, através do contato direto com as plantas, de usufruirmos de todas as benesses que este mundo natural amorosamente disponibiliza.

No decorrer da leitura, você irá descobrir e se encantar muito mais com o que o convívio com estes seres evoluidíssimos do Mundo Vegetal nos possibilita. Portanto, siga adiante!

CAPÍTULO 2

Contos, parábolas e mitos sobre Florafluidoterapia

2.1 – Um conto

Conta a história que, na Inglaterra da Idade Média, uma jovem mulher chamada Aurora, de origem cigana, belíssima, muito inteligente, observadora arguta e conhecedora das ervas e suas aplicações terapêuticas, utilizava a magia para suas benzeduras e outros trabalhos energéticos.

Seus conhecimentos chegaram à corte, e muitas vezes ela foi sigilosamente introduzida nos recintos do palácio para desenvolver seus trabalhos de cura e magia – trabalhos estes que realizava com muita discrição e humildade.

Seu arsenal de terapias incluía ervas para rejuvenescer, para engravidar, para insônia, para impotência, para dores e problemas gastrointestinais, tão comuns na época, devido à falta de higiene dos nobres que circulavam e habitavam nos palácios.

Como a higiene do corpo não era um hábito diário, a cigana criou, entre suas poções, as terapias com banhos de limpeza energética com ramos de alecrim, banhos de descarrego com arruda, banhos de beleza com flores de calêndula, banhos afrodisíacos com casca de canela e pétalas de rosas vermelhas, e assim por diante. Desta forma, foi introduzindo na corte o hábito de tomar banhos, mesmo que eles tivessem um propósito específico. O resultado foi que os maus cheiros dos corpos sumiram e a energia perfumada dos ambientes do palácio mudou a sua frequência vibracional.

Suas terapias foram ficando famosas, chamando a atenção de alguns nobres escudeiros da corte. Um dia, ela foi chamada para tratar uma ferida no ombro do Rei Artur, vindo de uma guerra com o reino vizinho. Pela primeira vez, ela entrou pela porta principal, sendo acompanhada por seu gato, com uma cesta cheia de ervas, poções e emplastos. Ao mesmo tempo em que fora realizada uma elegante e discreta mesura frente ao monarca, seu gato saltou sem cerimônias diretamente para o colo do rei. De imediato, a reação dos escudeiros foi afastá-lo dali. Mas uma voz melodiosa e suave falou, com energia e comando. Era a linda cigana orientando que deixassem o felino por alguns instantes feliz e tranquilo acomodado nas pernas do rei Artur, no que ela foi explicando: "A primeira limpeza de todo este processo infeccioso inicia-se pela retirada de vibrações energéticas de fluidos densos, que envolvem nosso amado rei, formadas por baixas frequências de invejas e ambição de domínio e poder. Tudo isso afeta seu campo áurico, impedindo que vibrações de energia vital e cura sejam trabalhadas. E os gatos têm o poder de realizar esta limpeza, ao mesmo tempo em que mantêm afastadas as pragas trazidas pelas ratazanas. Recomendo a adoção de gatos domésticos no palácio, para auxiliarem nesta limpeza física e vibracional".

Sem cerimônia, avançou na direção do trono, começando a limpar e tratar a ferida purulenta no ombro do rei. Este sentiu imediatamente o alívio de uma dor latejante que o vinha incomodando há várias semanas.

O monarca, agradecido, a convidou para sentar-se à mesa e participar do banquete daquela noite. Quando no final da festa alguém cochichou nos ouvidos de Artur que ela era uma exímia dançarina, este pediu que ela dançasse para eles.

Sem se fazer de rogada, Aurora saltou para o centro da sala e, sob os acordes dos violinos reais, dançou e encantou a todos. Todos, menos as nobres senhoras que, enciumadas, viam os olhos de seus maridos e do próprio rei encantados com a beleza, elasticidade, sensualidade e suavidade dos movimentos de Aurora.

Um dos piores sentimentos que um coração pode acolher é o da inveja e o ciúme que aflora por consequência. Essas mulheres buscaram, junto aos nobres inquisidores, apoio para acusarem publicamente Aurora de ser uma cigana, bruxa, que realizava feitiços e magias com ervas e plantas.

Aurora foi presa e condenada a ser queimada na fogueira. O povo, que a conhecia e já usufruía há muito tempo de seus cuidados e ajuda, acotovelou-se inconformado junto à praça central, onde uma imensa fogueira foi preparada. Escondido no meio do povo, encoberto por uma capa negra com forro de cetim lilás, estava o famoso Mago Merlin, que muitas vezes havia recorrido a Aurora na busca por ervas medicinais e plantas para a realização de remédios e poções. Merlin e Aurora eram velhos conhecidos. No momento em que a carroça trazendo a cigana amarrada entrou na praça, uma nuvem de poeira como um redemoinho começou a tomar conta de todos os espaços. O povo se protegia como podia. Foi neste momento que uma imensa coruja saiu da carroça, voando na direção do céu, que imediatamente voltou a ser azul e tranquilo. Para a alegria do povo e do próprio rei Artur, que tudo observava de uma janela do palácio, e não estava se sentindo muito feliz e confortável com a condenação, a carroça estava vazia.

No dia seguinte, na torre de laboratório alquímico de Merlin, bem instalada sobre uma escrivaninha antiga, pousava uma linda coruja que, segundo contam, acompanhou o Mago por muitos anos em seus trabalhos e terapias de cura. Para não ser reconhecida e identificada pelos nobres da corte, saía à noite voando longas distâncias, indo pousar junto à casa de quem estivesse necessitando. Devido a este costume, até hoje, quando se vê uma coruja perto de casas ou em jardins, diz-se que é muito bom agouro, pois trazem harmonia e cura, sumindo sempre na aurora do dia. E ainda conta o folclore que onde as corujas costumam ficar, são locais propícios para o cultivo de ervas e plantas medicinais.

2.2 –A parábola dos talentos ou O Senhor dos Jardins

Esta parábola foi escrita por Rubem Alves. Sua riqueza em detalhes demonstra a sensibilidade e o amor que este querido escritor brasileiro tinha pelo Mundo Vegetal. Eu tomo a liberdade, e também como uma homenagem carinhosa a este querido amigo, de transcrever sua parábola.

"Havia um homem muito rico, possuidor de vastas propriedades, que era apaixonado por jardins. Os jardins ocupavam o seu pensamento o tempo todo, e ele repetia sem cessar: 'O mundo inteiro ainda deverá se transformar num jardim. O mundo inteiro deverá ser belo, perfumado e pacífico. O mundo inteiro ainda se transformará num lugar de felicidade.' Suas terras eram uma sucessão sem fim de jardins, jardins japoneses, ingleses, italianos, jardins de ervas, franceses. Era um trabalhão cuidar dos jardins, mas valia a pena pela alegria. O verde das folhas, o colorido das flores, as variadas simetrias das plantas, os pássaros, as borboletas, os insetos, as fontes, as frutas, o perfume. Sozinho ele não daria conta. Por isso anunciou que precisava de jardineiros. Muitos se apresentaram e foram empregados. Aconteceu que ele precisou fazer uma longa viagem. Iria a uma terra longínqua comprar mais terras para plantar mais jardins. Assim, chamou três dos jardineiros que contratara, Paulo, Hermógenes e Boanerges, e lhes disse: 'Vou viajar. Ficarei muito tempo longe. E quero que vocês cuidem de três dos meus jardins. Os outros, já providenciei quem cuide deles. A você, Paulo, eu entrego o cuidado do jardim japonês. Cuide bem das cerejeiras, veja que as carpas estejam sempre bem alimentadas. A você, Hermógenes, entrego o cuidado do jardim inglês, com toda a sua exuberância de flores pelas rochas. E a você, Boanerges, entrego o cuidado do jardim mineiro, com romãs, hortelãs e jasmins.' Ditas essas palavras, ele partiu. O Paulo ficou muito feliz e pôs-se a cuidar do jardim japonês. O Hermógenes ficou muito feliz e pôs-se a cuidar do jardim inglês. Mas o Boanerges não era jardineiro. Mentira ao se oferecer para o emprego. Quando ele viu o jardim mineiro, disse: 'Cuidar de jardins não é comigo. É trabalho demais...' Trancou, então, o jardim com um cadeado e o abandonou. Passados muitos dias, voltou o Senhor dos Jardins, ansioso por ver os seus jardins. Paulo, feliz, mostrou-lhe o jardim japonês, que estava muito mais bonito do que quando o recebera. O Senhor dos Jardins ficou muito feliz e sorriu. Veio Hermógenes e lhe mostrou o jardim inglês, exuberante de flores e cores. O Senhor dos Jardins ficou muito feliz e sorriu. Aí foi a vez do Boanerges. E não havia formas de enganar.

'Ah! Senhor! Preciso confessar: não sou jardineiro. Os jardins me dão medo. Tenho medo das plantas, dos espinhos, das taturanas, das aranhas. Minhas mãos são delicadas, não são próprias para mexer com a terra, essa coisa suja. Mas o que me assusta mesmo é o fato das plantas estarem sempre se transformando:

crescem, florescem, perdem as folhas. Cuidar delas é uma trabalheira sem fim. Se estivesse no meu poder, todas as plantas e flores seriam de plástico e a terra seria coberta com cimento, pedras e cerâmica, para evitar a sujeira. As pedras me dão tranquilidade. Elas não se mexem. Ficam onde são colocadas. Como é fácil lavá-las com esguicho e vassoura! Assim, eu não cuidei do jardim. Mas o tranquei com um cadeado, para que os traficantes e os vagabundos não o invadissem.' Com estas palavras, entregou ao Senhor dos Jardins a chave do cadeado. O Senhor dos Jardins ficou muito triste e disse: 'Esse jardim está perdido. Deverá ser todo refeito. Paulo, Hermógenes, vocês vão ficar encarregados de cuidar desse jardim. Quem já tinha jardins ficará com mais jardins. E, quanto a você, Boanerges, respeito o seu desejo. Você não gosta de jardins. Vai ficar sem jardins. Você gosta de pedras. Pois, de hoje em diante, você irá quebrar pedras na minha pedreira..."

Por isso, ainda hoje se diz: Tem pessoas que só servem para quebrar pedras.

2.3 – Um mito

Existem muitas formas de contar esta história, por isso vou transcrevê-lo como me foi passado por um monge e filósofo grego deste milênio, estudioso da botânica vibracional. Ele afirmava ser um relato importante dentro da mitologia, pois até hoje, quando se quer descrever um tipo de pessoa vaidosa de sua aparência, se usa o termo Narciso ou narcisista.

Contou-me este filósofo que muitos mitos gregos sobre a origem das árvores, das flores e de outras plantas envolviam metamorfoses de seres humanos que eram transformados em um vegetal. Segundo informava, essas metamorfoses eram irreversíveis.

Também na mitologia grega, nem mesmo os deuses conseguiam repor a vida de um mortal quando a perdiam, mas, por vezes, como última escolha, homenageavam para sempre os amigos e os amantes queridos transformando-os em alguma planta.

Às vezes, a transformação de pessoas em plantas podia ocorrer também como uma forma de punição, como no mito de Narciso, em que o ser humano desperdiça sua preciosa vida na busca de beleza, nutrindo apenas sua vaidade.

Vamos ao mito: *O Eco e Narciso*

Narciso era filho de Liríope e de um deus rio, Cefiso. Após seu nascimento, o casal recebeu a visita de um adivinho, Tirésias, que, vendo o menino, profetizou que ele viveria por muito tempo, desde que nunca visse a imagem de si mesmo.

Os pais, preocupados com a profecia, afastaram da vida de Narciso qualquer superfície lisa que refletisse sua imagem. Na verdade, ninguém sabia o que *esta* profecia significava, até que tudo ficou claro quando ele estava entre a adolescência e a idade adulta. Narciso transformou-se em um belo jovem, atraindo olhares de admiração, despertando muitos desejos sexuais e paixões, aos quais não dava a menor importância. O que ele realmente gostava era de caçar animais selvagens, fugindo da companhia dos humanos ou das ninfas.

Certa vez, uma linda ninfa, chamada Eco, passeando na floresta, deparou-se com Narciso e apaixonou-se por ele no mesmo instante (aquilo que chamamos hoje de amor à primeira vista). Eco era uma ninfa que tinha sido amaldiçoada a não dizer nenhuma palavra nova e apenas repetir a última parte do que outra pessoa dissesse próximo a ela. Esta maldição tinha-lhe sido lançada por Hera (Juno), rainha dos deuses, porque Eco tagarelava demais, e essa tagarelice a tinha distraído muitas vezes, impedindo-a de se aperceber do infiel marido a divertir-se com outras ninfas. Disse um dia Hera: "Podes continuar a falar, mas nada do que disseres será da tua autoria".

Desde então, só poderia repetir o que os outros falassem. Encontrando um dia Narciso, Eco esforçou-se por dizer a ele o quanto o amava, mas tinha de ficar em silêncio até ecoar o que alguém dissesse, e ainda torcendo para que essa pessoa falasse palavras de acordo com o desejo dela. Narciso ouviu um sussurro entre as árvores e perguntou: "Tem alguém nos arbustos?".

Eco respondeu: "Nos arbustos".

Narciso exigiu: "Sai e deixa-me ver-te!".

E ela respondeu: "Deixa-me ver-te!".

Ao mesmo tempo em que repetia esta última frase, foi saindo detrás dos arbustos e avançou para ele, abraçando-o.

Por alguns instantes, Narciso ficou estático, surpreso, não fazendo nada, mas logo a empurrou dizendo: "Tira as tuas mãos de cima de mim! Metes-me nojo! Nunca mais ouses tocar-me assim!".

E tudo o que a pobre Eco conseguiu dizer foi: "Tocar-me assim!".

O tempo passou e Eco definhou por amor a Narciso. Deixou de comer, afastou-se das outras ninfas e, devido à inanição, seu corpo foi enfraquecendo e desapareceu, restando dela apenas a voz, que continuava a repetir a última coisa que alguém dissesse. Narciso continuou sua vida, rejeitando todas as ninfas da região. Até o dia em que as ninfas rejeitadas pediram aos deuses que o enfadado rapaz se apaixonasse por quem o tratasse tão mal como ele as tratava.

Como de costume, num dia em que estava caçando, ao sentir sede e procurar água, encontrou uma lagoa e ajoelhou-se para beber, e então viu seu reflexo nas águas paradas, ficando de imediato apaixonado pela linda e perfeita imagem que o mirava extasiada. Então, buscou ver se a imagem que vira na lagoa era de outra pessoa, alguém que, para troçar dele, imitava os seus movimentos.

Num segundo momento, Narciso estendeu a mão para tocar o amado rapaz que estava na água, e o rapaz também estendeu sua mão em resposta, mas, em vez de tocar dedos quentes, o que ele sentiu foi apenas a água. Então, tentou beijar o seu amado, mas, por mais que mergulhasse o rosto na água, aos seus lábios só chegava água. Cumprindo-se a profecia, Narciso deixou de comer, deixou de dormir e não podia afastar-se da lagoa. Sabia que estava apaixonado pelo seu próprio reflexo, mas o seu coração ignorava tudo o que ele lhe aconselhava. Chegou a querer separar-se de si próprio, para poder amar-se a si mesmo, como desejava tão ardentemente. Narciso começou a definhar, como tinha acontecido com Eco. Foi quando estava prestes a morrer que Eco, voltando à lagoa para ver o seu amado Narciso pela última vez, ouviu-o dizer: "Sou tão infeliz". Eco repetiu: "Sou tão infeliz".

Narciso, enfraquecido, lamentou-se: "O meu amor é fútil".

E Eco retornou: "O meu amor é fútil".

Narciso já não tinha forças para falar e não tardou a morrer.

As ninfas apaixonadas por Narciso, que observavam a cena chorando muito, iniciaram por preparar o corpo para os ritos fúnebres. Não tinham terminado de lavar e arrumar seus restos mortais, quando o corpo tão lindo e amado desapareceu, transformando-se numa linda flor branca e amarela, com pétalas longas e delicadas, que floresce sempre no início da primavera, sendo denominada de Narciso. A flor Narciso, que nasce de novo todos os anos, é uma planta perene, sempre curvada em direção aos lagos e rios, buscando refletir em suas águas sua eterna beleza.

CAPÍTULO 3
Captando
energias sutis dos vegetais

3.1 – Metabiomorfose

A palavra metamorfose vem do grego *metamórphosis*, transformação, formada pelo prefixo *meta* = mudar + sufixo *morfo* = forma. Quando se inclui ainda a palavra *bio* = vida, definimos então *Metabiomorfose* como: mudança da forma de vida, transformação na forma de vida. E o que isso tem a ver com o Mundo Vegetal?

Poderíamos dizer que Metabiomorfose é o que acontece diariamente através das transformações a partir da ingesta de alimentos vegetais, ou seja, ao incluirmos em nossa dieta alimentar elementos do Mundo Vegetal, estamos adicionando para a formação energética de nossas células um aporte de energia diferenciada, não somos mais somente *nós* em nosso contexto humano organocelular, somos o somatório das frequências vibracionais que são agregadas no momento em que ingerimos um vegetal. Nossa energia vibracional transforma-se, nossa vitalidade aumenta, nossas células reagem através das vitaminas, proteínas e enzimas que são ingeridas, proporcionando uma transmutação física energética e vibracional, enfim, não somos as mesmas pessoas de antes.

Então, a Metabiomorfose pela ingestão de elementos do Mundo Vegetal proporciona uma sinergia entre as frequências vibracionais do vegetal e nossas próprias vibrações, elevando nossa energia frequencial. isso é incrivelmente transformador, transmutando de forma positiva nosso ser como um todo. E o que mais me encanta é que esta metamorfose através da ingestão de alimentos vegetais nos aporta uma maior qualidade de vida, saúde e bem-estar. Nunca se ouve falar de pessoas que se sentem mal por terem ingerido grande quantidade de alimentos vegetais, já o mesmo não se pode afirmar com a alimentação da maioria das pessoas no planeta: alimentos processados, conservados com base em antioxidantes, colorantes e outros *antes* que nosso metabolismo saudável rejeita e não bem elabora, ficando resíduos tóxicos em nosso corpo, na forma de depósitos em nossa circulação, dentro de nossas células, levando ao enfraquecimento físico, e com o tempo advindo doenças do corpo, estresse e depressão do espírito.

Goethe, no ano de 1790, publicou *A Metamorfose das Plantas,* inspirado na famosa classificação do naturalista sueco Carl von Linée. Sua pesquisa baseava-se exclusivamente nas características exteriores, que diferenciam uma planta de outra, e não em uma forma ou princípio interno vibracional, unificador. Goethe sentia que havia algo mais, uma energia não citada ou classificada na lista de Linée, e tentou explicar algo que sua intuição lhe sinalizava, pois sentia que existia algo que fazia uma planta ser uma planta e que este algo estava presente e era comum a todas as outras plantas individualmente, como seres vegetais.

Goethe entregou-se de coração e alma à busca, à captação desse algo, começando uma longa jornada de observação de algumas plantas escolhidas, vendo como reagiam em diferentes condições ambientais e influências do meio e das pessoas que interagiam. Ficou famosa sua viagem à Itália, observando e estudando a flora dos Alpes, anotando cada transformação possível e provocada pelos fatores e condições de uma geografia fria e montanhosa, observando, à medida que subia a montanha, como suas formas e reações se modificavam. Foi depois para Veneza, perto do mar, constatando nos mesmos vegetais outros tipos de reações, como seus aspectos eram alterados pelo solo e pelo ar salinos. Vislumbrando que a *essência vibracional* da planta não podia ser identificada e classificada somente através de suas características externas, sempre mutáveis, sentia que existia algo mais num nível mais profundo de captação desta realidade frequencial.

Nesta época, muitos colegas cientistas já brincavam, de forma jocosa, dizendo-lhe para se ater a ser somente um poeta e não um estudioso e pesquisador de botânica. Mas Goethe manteve-se indiferente às críticas, inebriado pelo que sentia vir constantemente e de forma intuitiva, na busca incessante deste *algo mais* em que acreditava, que sentia existir nas plantas. Seu *insight* ocorreu no jardim botânico de Pádua, caminhando nas trilhas de uma vegetação bem cuidada e exuberante, quando foi tomado por uma emoção indescritível e finalmente irrompeu em sua consciência o pensamento que ficou famoso na história do Mundo Vegetal. Ele deu-se conta de que todas as formas vegetais poderiam ser desenvolvidas a partir da mesma energia primária, de uma forma só, onde todos os vegetais têm sua origem numa essência única de Ser, ou seja, antes de serem esta ou aquela planta, são em sua essência um vegetal e reagirão e atuarão energética e vibracionalmente da mesma forma. Esta ideia foi batizada de *Urpflanze, a Planta Primordial*. Trata-se de uma realidade espiritual, arquetípica, que não pode ser alcançada pelos sentidos, nem sequer pela imaginação, mas apenas pelo pensamento abstrato.

Hoje, quase dois séculos depois, esta teoria é tranquilamente explicada através do conceito quântico, em que a ideia de Planta Primordial pode passar por uma infinidade de transformações, até mutações, originando uma imensa variedade de tipos vegetais. Mas todas essas metamorfoses decorrem das leis energéticas e frequenciais que formam e sempre estão presentes na planta primordial. Não são as influências exteriores, ambientais, que transformam esse arquétipo do Mundo Vegetal. O ambiente apenas faz com que suas forças vitalizadoras internas se manifestem de um modo único e peculiar. São então essas forças, na sua essência, o princípio constitutivo da planta.

Rudolf Steiner, referindo-se à ideia da *planta primordial*, dizia que Goethe reproduzira mentalmente o trabalho que a natureza como um todo realiza ao formar seus seres. Era preciso ser tão cientista quanto poeta para executar tal façanha.

Biológica e energeticamente, a trajetória de uma semente, independente de qual for, é um dia germinar e virar uma planta, cumprindo seu propósito alquímico na terra. Representa pequenos seres com um potencial energético único e comum a todos da mesma espécie, com todo o seu viço e material genético preparado para expandir, crescer e frutificar, dentro do sentido e essência da planta primordial, qual seja, gerar Vida, e é esta frequência vibracional do vegetal que se transforma em Energia Vital em nosso corpo físico, que batizamos de metabiomorfose.

Trazendo a metabiomorfose (lembrando: *meta* = mudança, transformação; *bio* = vida e *morfose* = forma) dos vegetais e o conceito de planta primordial para nossas vidas como seres humanos, poderíamos começar a buscar uma mudança postural de paradigmas, abrindo-nos para o invisível, para as transformações que ocorrem, mas que nem sempre são perceptíveis e visíveis. Temos muitas formas de ser em essência que ainda não acessamos, não estimulamos, nem desenvolvemos. Temos, assim como as plantas primordiais de Goethe, uma essência primordial que nos caracteriza como seres humanos, mas todo o potencial que esses seres possuem ainda continua embotado, inacessível. Conforme o local, o ambiente e a egrégora em que nos encontramos, se assim quisermos e nos propormos a ir adiante, poderemos alcançar esferas de luz e frequências vibracionais mais altas e sutis, que passam no cotidiano despercebidas pelos nossos sentidos físicos primários. Teríamos que criar novos caminhos e sinapses, desenvolvendo novos sentidos que poderíamos denominar de secundários ou complementares, que no momento atual ainda são classificados como pertencentes à metafísica, pois não comprovados, conceitos ainda fora da vigente ciência acadêmica.

Este é um caminho um pouco desafiador no início, sair da multidão e ir por estradas e alamedas diferentes, nunca antes transitadas, correndo o risco de andar algum tempo solitário, para depois, se persistir, começar a perceber mais e mais pessoas, curiosas ou convictas, buscando trilhar estes novos acessos, rumo à essência primordial humana, com seus ilimitados potenciais.

3.2 – Contatando o Elemental da Planta

"Minha avó conversa com as plantas que cuida há anos; meu vizinho está sempre murmurando coisas enquanto trabalha no seu exuberante jardim; eu às vezes chego em casa e, se não tem ninguém por perto para me chamar de louca, dou bom-dia às minhas lindas violetas; tenho um amigo que é músico, e todos os dias ele toca piano para suas flores e arbustos que crescem lindos e felizes num jardim de inverno." Essas e outras afirmações são, na verdade, feitas por pessoas que ainda conservam um pouco de sanidade e sensibilidade, e não perderam todos os seus poderosos sentidos para percepção e visão do mais sutil. São pessoas que muito em breve serão consideradas mais evoluídas, desenvolvidas e abertas, e não cegas, tacanhas e fechadas, vivendo e só interagindo com o que podem perceber através dos cinco limitados sentidos.

Seres de muitas gerações, que com a educação socializante foram embotando suas capacidades inatas de perceber, ouvir e ver o mundo invisível, que na verdade nunca foi invisível, e sim sempre atuante e presente, apenas os seres humanos deletaram e atrofiaram seus neurônios para perceberem este campo mais sutil. Assim, perceber e contatar o Elemental de uma planta é para poucos, e afirmo que tudo começa com uma decisão, estando disponível para todos os seres mais abertos, completos e não atrofiados a entrega de forma integral, sem julgamentos. Hoje já se sabe, pelas últimas descobertas, que nosso DNA tem apenas 10% de seus genes identificados em suas ações e finalidades, e os 90% restantes foram considerados *DNA lixo* pelos cientistas que não conseguiram explicar suas especificações, como se não tivessem função alguma para o corpo humano. Porém, recentemente, um cientista biofísico russo, Garjajev, iniciou pesquisas junto com colegas de várias Universidades, descobrindo que todos os genes considerados lixo fazem parte de potencialidades humanas ainda não desenvolvidas ou desencadeadas. A maioria dessas novas pesquisas também aponta para uma porção mais fluídica e etérea dos seres humanos que evidencia capacidades como telepatia, vidência, intuição, e assim por diante. A porção de DNA responsável por tais capacidades foi denominada DNA de Luz, e os cientistas concluíram que nosso DNA é tanto receptor como transmissor de informações além do tempo e espaço, ou seja, o DNA atrai informações e as passa para as células e para a consciência, função esta que os cientistas estão considerando como

Internet do corpo físico em conexão com o Cosmo, como uma telepatia interespacial e interdimensional.

Na parte final deste livro apresentarei essas pesquisas , sendo que muitas delas já foram publicadas e aceitas no mundo acadêmico. Hoje é cada vez mais evidente que as comunicações de telepatia, clarividência, intuição e outros atos espontâneos de cura de contato com plantas e animais, de trocas vibracionais mais sutis e fluídicas ocorrem nestas fitas de DNA que antes eram consideradas "lixo". Todas essas pesquisas nos levam a uma maior compreensão dos campos eletromagnéticos ao redor das pessoas, assim como a uma melhor compreensão das irradiações emitidas pelos curadores e sensitivos.

Considero que, até aqui, essas descobertas já nos dão maior força e credibilidade de que não estamos e nem somos loucos, quando afirmamos nos comunicar, sentir e receber informações do Mundo Vegetal e de outros seres da natureza.

Portanto, para os humanos mais abertos, com conexões sutis, é fácil deixar fluir e vivenciar a comunicação com o Elemental de uma planta, que são os habitantes do mundo invisível aos olhos humanos, vivendo num mundo e universo próprios e metafisicamente paralelos ao nosso, com uma forma própria de ser e existir, sendo suas leis, filosofia, objetivos e modo de vida totalmente diferenciados dos de outras espécies. São como espíritos que possuem ligação direta com os elementos da natureza do Mundo Vegetal.

Essas criaturas são chamadas de espíritos da natureza e vivem em contato permanente com a flora, a qual têm a missão de defender. Elemental significa Espírito Divino, são os seres invisíveis, sutis, em contato constante e direto com a natureza como um todo. Os elementais das plantas são dinamizadores das energias de todas as etapas germinativas e formas estruturais pelas quais passam os vegetais. Eles integram-se e interagem harmonicamente com os outros elementos da natureza, como a fauna, os minerais e os seres humanos.

A denominação de seres elementais tem sua origem nos quatro elementos da natureza, identificados como Terra, Água, Ar e Fogo, possuindo duas naturezas: a "física", ou seja, a natureza captada e percebida pelos cinco sentidos, e a "espiritual", relativa à essência, à parte sutil dos elementos.

Eles adoram que os humanos construam altares para eles, seja em um lugar na floresta, em locais de sua preferência, no trabalho ou em casa, podendo ser num espaço especial em seu jardim ou em um recanto cheio de plantas; pode ser em pequenos vasos em casa, colocar uma pedra, um cristal, uma figura de um anãozinho, enfim, o que quiser dar de presente ao Elemental da planta que está sob seus cuidados. Pode ser feito um altar com pedras, um totem, um espaço para colocar frutas e sementes, porta-incenso e castiçais para acender velas. Para manter as energias circulando e bem ativas, podem ser colocadas pequenas fontes com água sempre fluindo e correndo por entre as pedras e plantas. Podem ser ainda colocadas pequenas estátuas de duendes e gnomos, dando um ar de alegria e leveza ao altar.

Quando entramos em um jardim, em uma horta bem cuidada e cultivada, ou ainda em uma trilha dentro de florestas, sempre somos recebidos, observados, e pela nossa forma de chegar seremos bem recebidos ou rejeitados, pois os elementais são os protetores desses espaços, para eles considerados sagrados, e a chegada de humanos ou animais é vista com atenção e cuidado.

Por isso, recomendo fazer uma parada antes de entrar nesses locais, estabelecer suas intenções, como uma prece, pedir licença e entrar com muita reverência, amor, respeito e cuidado.

Os elementais da Flora são considerados pelos povos orientais da antiguidade como seres evoluidíssimos e com muito poder de ajudar a resolver problemas, dar conselhos e auxiliar nas curas do corpo e do espírito.

Eram comuns este contato e trocas com os elementais das árvores, dos arbustos e até de uma pequena flor num vaso em casa. Conversar, mostrar que o reconhece, aceita, sente e espera comunicação e ajuda. Esta atitude volta a estabelecer conexões que, em outras Eras, eram algo comum e usual. Sentar-se junto a uma árvore e buscar inspiração, respostas e orientações para seus problemas, ouvir o que fala uma voz interior, deixar-se levar, entregar-se a esta sabedoria e comunicação milenares.

Com o passar dos tempos, este hábito foi se perdendo, e os elementais foram se afastando do convívio mais íntimo e coloquial com os humanos. Algumas vezes ainda é estabelecido com as crianças, que, soltas e de forma natural, sem bloqueios, veem e conversam com as plantas, até que tenham a infeliz interferência de um dito adulto, que diz "deixa de bobagem, planta não fala, vão te chamar de doido(a) ou fora da casinha", cortando uma conexão linda e verdadeira, que realmente existe. Cego é todo aquele que não mais pode ver, sentir e conectar-se, não percebendo, deixando de se comunicar com estes seres divinos.

3.3 – Devas, Gnomos, Dríades, Duendes e Fadas

Devas são seres que, para a maioria dos humanos, permanecem ainda invisíveis. Eles sempre existiram e convivem conosco em dimensões paralelas. Atualmente, os conceitos da física quântica explicam sua existência, por meio das definições de universos interpenetrados.

Os Devas são considerados espíritos evoluidíssimos, que estão em conexão com todos os seres na natureza e, por afinidade ou missão, se ligam mais a uma forma de ser ou espécie do que a outras (por exemplo, há os Devas dos vegetais, os Devas dos animais, os Devas da casa, os Devas de uma floresta e assim por diante).

Nós, seres humanos considerados racionais, por conta de nossa "racionalidade", obstruímos a comunicação, a passagem fluídica desta para outras dimensões através de camadas sutis interpenetradas. Esses bloqueios que a socialização e a busca de cientificar e explicar através dos nossos falhos cinco sentidos nos condicionam a sermos, na maioria, seres que só utilizam, como já falamos, cerca de 10% de sua capacidade neurossensitiva. E os 90% de capacidade cognitiva que nos possibilitariam acessar outras dimensões de pensamento, de comunicação (por exemplo, com os Devas), de visualização, ou mesmo de vidência, permanecem como uma capacidade embotada de perceber e adentrar neste universo que existe, nos vê e constantemente tenta se comunicar, nos orientar e ajudar. Somos como aquela triste imagem dos três macaquinhos: não vejo, não ouço e, por não ver ou ouvir, não falo, ou seja, não me comprometo. E, ao não nos arriscarmos, não nos envolvermos, não entrarmos nem nos entregarmos de corpo e alma, vamos deixando sucessivas gerações passarem sem perceber os mundos sutis que estão constantemente em interação conosco.

Vamos focar nossa descrição nos Devas do Mundo dos Vegetais, que, por serem seres mais evoluídos, que podem interpenetrar muitas dimensões, têm a missão de coordenar o mundo dos Elementais das plantas, que são os Gnomos, os Duendes, os Elfos, as Dríades e as Fadas.

Esta definição do mundo dos Elementais foi desenvolvida por Dorothy MacLean, uma das fundadoras de um espaço Vegetal pleno de mistérios e magia em Findhorn, na Escócia. Voltaremos a falar neste grupo de pessoas que desenvolveram um belo trabalho junto ao Mundo Vegetal, que até hoje permanece sem explicações para os estudiosos e cientistas botânicos. Para

Dorothy, "os Devas eram uma forma de grande anjo que sustentava a planta". Este conceito estende-se também a pequenos espíritos de plantas que se ocupam do seu crescimento e saúde. A palavra original *Deva* provém do sânscrito e significa "ser celestial". A alma da planta, através do Deva, estabelece ligações entre o vegetal e os seres humanos.

Resumidamente, teríamos a seguinte classificação, segundo vários autores e videntes: os Gnomos, que têm a aparência de seres mais adultos e velhinhos e estão seriamente envolvidos e comprometidos com sua missão junto ao vegetal; os Duendes, que são seres com aspecto de crianças ou jovens, alegres brincalhões e muitas vezes travessos; os espíritos que vivem nos bosques, gramas e arbustos. Em matas mais densas, seus habitantes são denominados de Elfos, que se mantêm geralmente mais afastados e não buscam muito o convívio com humanos; temos também as Dríades, que vivem nas árvores, cada árvore é adotada por uma Dríade, que ajuda na germinação e crescimento da mesma, vivenciando e interagindo com tudo que ocorre no entorno da árvore adotada; por último, as Fadas, que são seres femininos, suaves, de natureza diáfana e sutil, protetoras das flores, que se envolvem e cuidam das plantas.

As fadas são identificadas pelas suas varinhas de condão, e muitos humanos que trabalham com elas recebem de presente uma varinha mágica, para, com auxílio das fadas, executarem os trabalhos junto à natureza. Dizem as lendas que essas varinhas não podem ser compradas nem buscadas, quem tem uma varinha de poder, seja de cristal ou de madeira, a ganhou de presente. Ao ganhá-la, vem junto uma fada responsável pelos trabalhos que serão realizados com o poder deste condão.

Nos primórdios de nossa civilização, as pessoas estavam mais em contato com a natureza e interagiam com todos esses seres fantásticos, que não eram invisíveis; as pessoas os viam e interagiam com eles de forma natural, faziam parte do cotidiano a convivência e as trocas harmônicas com eles. Era comum compartilhar do mesmo espaço nos bosques, nas residências, nos locais de brincadeiras infantis, havendo inclusive ajuda nas tarefas e ações dos humanos.

Esses seres já foram identificados no passado, e fazem parte dos relatos do alquimista suíço Paracelso, em sua obra *Tratado sobre os Elementais*, publicada em 1566. Ele foi um dos primeiros a utilizar o termo *gnomus*, derivado de gnose. Paracelso teria percebido o quanto esses pequenos seres sorridentes e simpáticos eram inteligentes e possuidores de um vasto conhecimento.

Mais tarde, o fundador da Antroposofia, Rudolf Steiner (1861-1925), foi o introdutor do Sistema Biodinâmico de Agricultura e criador na Educação do método Wardolf. Rudolf falou com tranquilidade, para surpresa de muitos incrédulos, da importância dos Gnomos na manutenção e renovação do meio ambiente, especialmente do solo, defendendo a existência dos Gnomos, afirmando muitas vezes: "É um fato concreto e não mera retórica de fundo mítico". Sobre este tema, Steiner proferiu muitas palestras, sempre ratificando a importância dessas criaturas.

Mas o que são e como são os Gnomos? Vamos descrevê-los de acordo com os relatos de muitos videntes e sensitivos.

Os Gnomos são seres minúsculos, com estatura variando entre 10-15 cm, e podem viver em torno dos 400 anos. São muito inteligentes, curiosos, alegres e bem-humorados. A maioria dos Gnomos vive em pequenos grupos, construindo suas casas no subsolo ou junto a troncos de árvores. São vegetarianos, alimentando-se basicamente de frutas, folhas e raízes. Gostam do convívio de crianças e, na maioria das vezes, as deixam perceber sua presença e interagem com alegria infantil. Fogem do contato com a maioria dos humanos, pois sentem quando suas intenções não são vibracionalmente amorosas e positivas. Quando são surpreendidos, se transformam em um pequeno animal, como um sapo ou uma libélula. Sua percepção aguçada faz com que entendam a linguagem dos humanos, das plantas e de outros seres da natureza. Ao longo dos tempos, os Gnomos vêm se distanciando do contato, comunicação e convívio com os seres humanos, que estão cada vez mais individualistas e ambiciosos, destruindo a natureza em seu próprio benefício, sem respeito ou amor.

Quando percebem a aproximação de pessoas de boa índole, bondosas, os Gnomos as observam de longe, captam o que estão buscando ou o que as está afligindo e, na medida de suas possibilidades, buscam auxiliar. Muitas vezes, a ajuda vem na forma de telepatia, que soa como intuição. Por isso, é recomendável, ao adentrarmos em uma floresta, horta ou jardim, silenciarmos nossa mente e tagarelice, buscando sentir e intuir o que está nos sendo passado.

Os Gnomos sofrem com o corte de árvores, com a destruição dos rios para serem feitas barragens, com algumas formas de terraplanagem para construção de residências, que invadem muito o solo, rasgando suas entranhas, com a devastação do meio ambiente poluindo os rios, lagos e riachos, ferindo a Mãe Terra, com máquinas sulcando lavouras e o plantio abusivo de monocultura. Nessas situações, eles fazem tudo para que não dê certo, quebram as máquinas, somem objetos, as pessoas se perdem na floresta e se desentendem, sentem medos e arrepios estranhos.

Como já disse William Shakespeare, "há mais coisas nesta terra do que alcança a nossa precária percepção". Concordo com Shakespeare, quando afirma: *nossa precária percepção*, pois os seres humanos, nos últimos séculos, em nome da evolução, do conforto e de interesses socioeconômicos, dilapidaram de forma ignóbil a Mãe Natureza, que sempre doou tudo com amor, paciência e sem cobranças. Somos cegos e surdos, e um dia também ficaremos mudos, envergonhados com o desastre ecoplanetário que ocasionamos.

Espero que este milênio volte a ser uma Era de paz, harmonia e luz, e que os Devas nos ajudem, se reaproximando, auxiliando-nos a retornar, a desenvolver nossos corpos e mentes, com focos vindos do coração, trazendo de volta as alegrias puras, a criatividade e a inspiração através da arte, trabalhando para elevar nossos pensamentos e inteligência, equilibrando o uso conjunto das faculdades racionais, intuitivas e telepáticas, retirando as vendas e os véus que colocamos em nossas vidas, tornando possível a agilidade de ideias e conexões com a telepatia.

Você já experimentou plantar alguma árvore? Dizem que quando se planta e cuida de uma árvore, uma Dríade, que nasceu com ela, se comunica e se torna grata. Se desenvolvermos nossa comunicação sutil e intuitiva, poderemos tê-la como amiga e parceira, intuindo-nos para respostas aos nossos questionamentos, através de revelações de situações e fatos que nem havíamos pensado. Por isso, devemos buscar abraçar e conviver junto às árvores, conversar com elas. Existem muitos filmes, seriados e novelas em que algum personagem se comunica com as árvores, e muitas vezes as tem como amigas, conselheiras e confidentes.

Para proteger suas árvores, as Dríades costumam amedrontar os lenhadores e as pessoas que entram nas florestas sem respeito e cuidado. Elas se transformam em monstros e outros animais assustadores. É por isso que, antigamente, as pessoas acreditavam que algumas florestas estavam cheias de assombrações. Muitas pessoas ainda conservam um medo latente ao entrar em florestas. Voltaremos a isso no capítulo sobre Florestafluidoterapia.

Os Duendes são muitas vezes velhos sábios, mas com sua criança interior muito presente. São alegres, adoram festas e fazer travessuras, muitas vezes sendo chamados à atenção pelos Devas, pois abusam com suas brincadeiras, escondendo coisas dos humanos, fazendo as pessoas perderem-se na floresta ou assustando-as. Existem muitos mitos com os Duendes e o elemento ouro. Dizem que, no final de um arco-íris, os Duendes escondem um pote de ouro. Se um Duende for capturado por um humano, pode comprar sua liberdade mostrando onde encontrar o ouro. Os Duendes adoram presentes e fazer trocas com os humanos, adoram negociar favores. Existe uma ligação muito próxima entre os Duendes e os clãs dos ciganos – dizem que o talento para negociar e estabelecer trocas dos ciganos foi aprendido com os Duendes.

As Fadas são seres na maioria das vezes representados pela figura de uma bela mulher, com vestes suaves, de cores diáfanas. Adoram viver nas florestas, mas gostam de se aproximar dos jardins das casas dos humanos. Podemos encontrar Fadas junto a fontes e córregos. Muitos sensitivos intuem e buscam viver em ambientes mais bucólicos e agrestes por serem locais com muito mistério e magia.

As Fadas cuidam das flores e dos ramos novos que brotam nas florestas. É comum entrarmos em uma floresta e percebermos um ramo de um arbusto balançar sem ter vento ou brisa, luzes e bolas coloridas sobrevoarem por entre as árvores, sons suaves e agudos, como risinhos e música, junto com os ventos e a brisa.

As crianças, na maioria das vezes, quando muitas questões ainda não lhe foram impostas, podem descrever as Fadas brincando, voando, cantando e dançando, por entre as flores e folhas, e muitas das vezes começam a bailar e cantarolar junto com elas.

As Fadas são muito curiosas, gostam de tudo que é belo e colorido, por isso as vestes femininas lhes chamam mais atenção; assim, é recomendado entrar nas florestas com vestes coloridas e alegres, nunca usando preto ou marrom, e se não for possível trocar as vestes, sugiro a adoção de xales e mantas coloridas. Elas adoram ser convidadas a vir morar em um jardim bem cuidado, com muitas flores, fontes e borboletas. Com a convivência, elas podem começar a se manifestar por meio do balanço de uma flor, de um beija-flor que insiste em voar por perto, ou mesmo quando você sente intuitivamente uma voz, uma revelação, uma intuição do nada, sem nem mesmo estar pensando no que foi intuído, muitas vezes acompanhado de sopros suaves junto à face.

Com o desenvolvimento de afinidades e convivência, elas adoram conversar, ajudar a resolver problemas, inclusive financeiros, daí o termo Fada Madrinha, aquela que ajuda e socorre nos problemas. Conheço muitas pessoas, e de bom nível mental, que, para não serem consideradas loucas e diferentes, não revelam ter comunicação diária e constante com esses seres etéreos.

E pensar que nós tínhamos todo este lindo e sutil convívio e o perdemos... Quem sabe, começamos a cuidar de um jardim ou organizamos em nossa casa alguns vasos de flores, uma fonte d'água e convidamos as Fadas e se mudarem para perto de nós?

Mas atenção! Apenas pelas manifestações e entusiasmos na busca de trazer Fadas para nossa casa, corremos o risco de ter nosso Gnomo caseiro com ciúmes e magoado.

3.4 – Minha árvore de estimação

Uma vez me perguntaram: "Se você tivesse que escolher uma árvore de estimação, qual seria?". Estranha e fora do usual esta questão... animal de estimação, objeto de estimação, joia de estimação, tudo bem, mas um vegetal? Uma árvore?

Pedi um tempo para pensar. Existem muitos tipos de árvores que acho lindas, que admiro seu formato, seu tipo de folhas, seus galhos, sua estrutura, mas achar lindo, bonito e ornamental é uma forma de sentimento superficial. Para ter uma árvore e um sentimento ao ponto de considerá-la de estimação, teria que desenvolver uma trajetória de pertencimento, uma forma de relacionamento, vínculo, história vivenciada com a árvore, com envolvimento e cuidados desde a sua semeadura ou plantio, e depois seu crescimento. Provavelmente muitas pessoas tenham facilidade em citar e contar histórias de árvores com as quais se envolveram e cuidaram em suas vidas, tendo, inclusive, dificuldade em nomear qual seria a sua árvore de estimação. Muitas têm lindas histórias de afetos e trocas de cuidados e atenção, até a colheita de seus frutos, ou a beleza de ver brotarem flores lindas e perfumadas, de abrigar-se à sombra de seus frondosos e amorosos galhos, ou ainda tristezas compartilhadas, momentos de fragilidade, como uma planta que se acreditou que iria sucumbir e morrer, e depois a alegria de perceber pequenos brotos verdes e frágeis sinalizarem que ainda existia vida, e que valeria a pena acreditar, se envolvendo e recuperando o vegetal.

Senti uma espécie de vazio, de vergonha. Como eu, que gosto tanto de plantas, de envolver-me com o Mundo Vegetal, não tinha de pronto uma resposta para esta pergunta? Não me dei por vencida, fui para os fundos de meu pátio. Busquei um pé de salgueiro, que comprei e plantei, ou melhor, pedi que plantassem. Isso foi há quase três anos, hoje ele está grande, lindo e forte. Dos 70 centímetros quando foi plantado, hoje avança imponente, rumo ao céu, com quase 7 metros de altura. Resolvi ir até ele e estabelecer algum contato que me sinalizasse algum laço de afeto, de forma que eu pudesse vir a nomeá-lo de minha árvore de estimação.

Tentei olhar amorosamente para o salgueiro, mas me senti estranha, pois uma voz me acusava de estar fingindo afeto, então reagi imediatamente: "Não, não estou fingindo, eu sinto amor pelo pé de salgueiro". "Amor ou posse? Esta árvore é tua, tu a compraste, mas ela cresceu praticamente sem os teus cuidados, sempre a olhavas para conferir seu crescimento e o vigor de seus galhos e tronco, até feliz por ter crescido tão rápido, mas daí a indicar como a tua árvore de estimação tem uma longa caminhada", falou a voz vinda não sei de onde. Não questionei e continuei a ouvir: "Presta atenção em teus sentimentos, muda a tua frequência, entrega-te, deixa de lado a racionalidade, para que a tua percepção flua de forma normal, sem forçar, te proponha realmente a entrar nesta energia, exercita a telepatia, entra na mesma vibração, permitindo que essa nova realidade faça parte de tua vida". Fixei meu olhar na árvore como um todo, e vi formar-se imediatamente um halo ao redor dela, seu campo áurico se expandiu, eu sabia que era a sua energia amorosa. Comecei a ver uma aura luminosa através de seus galhos, a perceber cores ou tonalidades diferentes em partes de seu tronco e, gradativamente, esta percepção foi aumentando, quando então comecei a sentir como se ela estivesse me envolvendo, sentir, porque na verdade eu estava literalmente abraçada e beijando repetidas vezes seu tronco. Rindo muito, veio-me um pensamento incrível: "Eu sou o humano de estimação desta árvore! Foi ela quem me escolheu e acaba de me adotar".

3.5 – Olhar de secar pimenteira

Num dos capítulos do livro *A Vida Secreta das Plantas*, de Peter Tompkins e Christopher Bird, há um parágrafo que acho muito especial e que fala mais ou menos assim:

"Dorothy compreendeu que, elevando a qualidade de suas próprias vibrações, poderia eventualmente abrir as portas para um novo reino do espírito na vida vegetal. Tornou-se claro para ela que o pensamento, a paixão, as cóleras humanas, como a afeição e a doçura, tinham efeitos de longo alcance sobre as plantas; que estas, de fato, eram supersensíveis à vibração do que nos passa pela mente e afeta sua própria energia. Os estados de espírito negativos e venenosos têm um efeito depressor sobre as plantas, tal como as frequências felizes e transmissoras de ânimo têm um efeito benéfico. Ocorreu-lhe ainda que os efeitos negativos podiam regressar às pessoas através do que comiam, por elas mesmas terem infestado de vibrações más..."

Quem não tem uma história para contar sobre pessoas que elogiaram seu vaso de flores e, ao cabo de horas ou dias, elas murcharam e morreram? O sentimento de inveja é realmente um olhar de secar pimenteira. Ou então, após receber uma visita, percebermos que nossas violetas estão murchas e com os talos amolecidos? Dizem os entendidos que a plantinha nos protegeu, absorvendo para si toda a energia negativa trazida pela pessoa que esteve no ambiente. Alguns especialistas indicam, inclusive, algumas plantas que servem muito bem para proteção de ambientes, como Espadas-de-São-Jorge, Comigo-Ninguém-Pode, Lavandas nos jardins e também pés de Jasmim. As plantas têm uma grande sensitividade em sua suprassensibilidade, afetando todo o seu metabolismo e, muitas vezes, prejudicando sua integridade física, fazendo-as murchar, secar e morrer.

Ventos, chuvas em excesso e frio podem abalar um pouco seu crescimento e brotação, mas as plantas têm um alto poder de regeneração, mesmo após intempéries ou períodos de seca. Já as frequências vibracionais negativas das pessoas e de ambientes no entorno fazem com que, na maioria das vezes, venham a definhar e morrer. Lembro sempre a história de uma praça com muitas árvores e jardins, em um grande centro urbano, que foi sendo utilizada por usuários de drogas, desocupados e bêbados. A energia do entorno da praça estava tão densa que as pessoas atravessavam a rua e buscavam passar cada vez mais longe do local. As árvores começaram a ficar ocas e secar de dentro para fora, caindo ou quebrando ao menor vento, a grama secou e morreu, as flores, que outrora detinham os passos de quem passava para admirá-las, desapareceram totalmente dos canteiros. Por medida de segurança, a praça foi cercada, para impedir a entrada dos antigos frequentadores. Passados seis meses, a grama voltou a brotar, as flores começaram a surgir por entre a vegetação de ervas daninhas, os troncos das árvores caídas lançavam brotos e novos galhos, sinalizando vida e seiva circulando novamente. Um professor de botânica, que morava próximo do local, acompanhou todo este processo, observando que nada além da cerca foi feito no local, a única diferença foi o afastamento de pessoas com energias densas e agressivas. Poucos meses depois, toda a vegetação, como uma mágica, voltou a florescer e crescer, com muita força e exuberância. O professor então sugeriu que as crianças de uma escola próxima adotassem o local, responsabilizando-se pelos seus cuidados, orientações e manutenção. Passado um ano de feliz e alegre convivência, a praça tornou-se local de visitação e estudos, devido à linda flora que ali se desenvolvia, e a fauna logo mudou-se para as árvores, sendo representada por cânticos de pássaros e ninhos escondidos nos troncos e folhas verdejantes.

A energia das pessoas interfere no ambiente, alterando as vibrações frequenciais energéticas no entorno. Sendo as plantas altamente sensitivas, conforme o nível da vibração, elas crescem, florescem e dão frutos, ou secam murcham e morrem. Um bom sinalizador de como estão as vibrações do ambiente que frequentamos é o cultivo de plantas convivendo conosco.

A expressão *olhar de secar pimenteira* se explica por ser a pimenteira uma planta extremamente forte e resistente, e quando um pé de pimenteira seca, é porque as energias passadas no ambiente foram extremamente negativas, ao ponto de secar a pimenteira. Por conta disso, muitos locais de trabalho têm um vaso com uma pimenteira. No início, ela absorve as energias densas e protege, limpando as vibrações, mas se for em excesso, ela seca e morre.

CAPÍTULO 4
Alquimia dos Vegetais

Sempre acreditei que a Alquimia – as grandes e importantes mutações do mundo suprassensível – ocorre com maior fluidez e intensidade na vida dos vegetais, o que é confirmado por videntes e sensitivos, e até mesmo por acadêmicos e cientistas, quando falam das transmutações da fotossíntese, da transformação de minerais captados no solo pelas raízes em outros elementos bioquímicos, como enzimas, vitaminas e sais minerais.

Enquanto os cientistas ainda têm dificuldade e tropeçam no segredo da Alquimia das plantas, os sensitivos, os videntes e os cuidadores de hortas, jardins e florestas, através do contato direto e intuitivo, vão longe, propondo trocas, aplicações e soluções incríveis que fazem sentido e realmente funcionam, indo muito além das teorias elaboradas dentro de laboratórios, com um Mundo Vegetal criado e cultivado artificialmente. Um jardineiro e um agricultor em sua lavoura, pelo contato e trocas metassensoriais, conseguem, num universo natural e direto de contato com céu, sol, terra, chuvas e ventos, realizar e obter resultados desenvolvendo plantas, flores e frutos com energia, cor, sabor e componentes nutritivos, tudo acontecendo em uma magia alquímica. Os laboratórios de pesquisas até conseguem fisicamente desenvolver flores e frutos semelhantes em visual, mas as energias alquímicas de suas vibrações resultam em frutos sem sabor e pobres em componentes químicos essenciais e característicos da espécie, flores sem a sua correspondente energia vital, tão importante e fundamental no momento da coleta para fabricação de um floral, ou seja, flores desenvolvidas em laboratório não servem para coletar e elaborar florais.

Conclui-se, então, que a verdadeira energia alquímica nos vegetais somente ocorre, de forma integral e poderosa, quando desenvolvida em seu habitat (terra e luz solar direta), nunca através de vidros de janelas ou lâmpadas UVA e infravermelhas, simulando a energia solar. Quanto mais pudermos oferecer a uma planta essas condições ambientais naturais, melhor e mais forte ela desenvolverá o processo de transmutação de um elemento ao outro.

Lembramos que a Alquimia é a busca de transformar um elemento simples (por exemplo, a areia do mar) em pó de ouro. Quando uma planta extrai através de suas raízes substâncias minerais e água, e através de sua seiva as canaliza, desenvolve uma Alquimia transmutadora, que as transforma em outras substâncias e ativos como enzimas, oligoelementos, vitaminas e sais minerais. Ao mesmo tempo, pela captação da luz solar, o vegetal efetua a fotossíntese e transforma o gás carbônico em oxigênio. Todas essas ações são muito particulares e únicas. A Alquimia da transmutação de um elemento em outro no corpo do vegetal desencadeia a fabricação de substâncias alquímicas muito superiores ao pó de ouro, uma vez que sem ouro o planeta sobrevive, mas sem oxigênio e os outros elementos alquímicos oferecidos pela planta, não existiria vida. Esta é a verdadeira Alquimia nos vegetais.

4.1 – Merlin, Saint Germain e o verdadeiro Elixir da Longevidade

Muitos relatos buscam resgatar a verdadeira história do mago e alquimista Merlin, no tempo do Rei Artur, e suas lindas e heroicas façanhas, que nos encantam ler e assistir em filmes e seriados.

Muitos acreditam que o Mestre Saint Germain era uma reencarnação do mago Merlin, devido ao que ele falava a respeito da Alquimia do Mundo Vegetal, muito semelhante ao que Merlin já ensinava na Idade Média.

Os alimentos do Reino Vegetal – frutas, folhas, raízes, brotos e sementes, enquanto vivos e crus, presentes amorosos da mãe natureza – já trazem em sua composição nutrientes conhecidos como enzimas, carboidratos, proteínas e outros elementos químicos importantes para proporcionar energia e construir e manter as células do corpo. São os chamados nutrientes físicos e energéticos. E somente uns 10% desses elementos são responsáveis pela sustentação da vida; os outros 90% eram classificados como alquímicos por Saint Germain, por serem imantados, mesmo que de forma invisível, pelas forças energéticas da Terra e do Sol. São esses elementos que os seres vivos vão acessar e assimilar, processando a verdadeira Alquimia, que dá energia vital aos seres vivos.

Saint Germain ficou famoso nas cortes da Europa por manter-se sempre jovem ao longo dos anos. Enquanto os nobres contemporâneos envelheciam e morriam, Saint Germain desfilava saúde, jovialidade e muita sabedoria pelos saraus e salões imperiais. Muitos alquimistas buscavam o Elixir da Longevidade, e nos laboratórios alquímicos de Saint German, entre fluidos, tinturas, pós e outros experimentos, o que mais se observava eram ramos de ervas e plantas das mais diversas cores, aromas e formatos.

Hoje está acontecendo um aumento da procura por alimentos de cultura orgânica, valorizando cada vez mais esta fração de aporte energético e alquímico, em que os vegetais crus e vivos são os que mais oferecem saúde e qualidade de vida. Com isso, todos os órgãos e sistemas do corpo humano têm mais facilidade e livre trânsito, de forma efetiva e natural, desde a ingestão, assimilação e excreção. Quando consumidos crus e frescos, os vegetais fornecem ao organismo nutrição e vitalidade necessárias para a saúde e sobrevivência harmônica.

Segundo muitos, esta é a verdadeira Alquimia do rejuvenescimento, o elixir da vida: alimentar-se cada vez mais de produtos vindos diretamente da terra, sem passar por procedimentos elaborados, refrigerados, processados, com conservantes, acidulantes, colorantes, destruindo toda a energia alquímica e vital do alimento. Tudo que se compra nos supermercados tem sua energia vital reduzida e alguns são alimentos totalmente destituídos de vida energética vibracional, apenas enchendo os órgãos digestivos, sem nutrir nem alimentar. São ainda mascarados com aromas e sabores açucarados ou salgados, estimulando o paladar.

Infelizmente, estes são os alimentos que predominam na vida moderna, que vêm destruindo a Alquimia da vida, cuja força vital vem sendo minada pelos processos químicos de refino, conservação e mesmo pelas formas de preparo. O que se ganha em facilidade e praticidade, se perde em poder nutricional e energético, ficando longe de ser alquimicamente o *elixir de longa vida*, tão conhecido do Mago Merlin. Na verdade, o que ocorre é o caminho inverso, adoecendo, engordando e dizimando aos poucos as populações do mundo. As pessoas já não sabem se alimentar sem colocar em sua dieta alimentos de origem animal e açúcar (principalmente o refinado); enfim, paradoxalmente, parece que hoje ninguém mais vive sem alimentos industrializados, aditivados, que envenenam e intoxicam lentamente todas as células com substâncias acidificantes e nocivas. Todo o sistema imunológico dos seres está enfraquecendo, todas as sinapses e sua comunicação intercelular estão lentas e doentes, todos os aditivos químicos, acidulantes, edulcorantes, corantes, flavorizantes, conservantes, espessantes e outros, em pequenas doses diárias, cumulativamente são venenosos e tóxicos.

Esta desconexão está degenerando o livre fluir entre a alma e o corpo dos seres humanos. A inteligência afetiva emocional está se desconectando. O ser como um todo, simplesmente pela má qualidade de sua alimentação, está caminhando no sentido contrário da Alquimia interior de vida e espiritualidade.

Temos que voltar a ativar o consumo de um mínimo diário de alimentos energeticamente vivos e salutares. Alimentos que geram e ativam a energia vital. É urgente iniciar uma alimentação desintoxicante, de fácil digestão, que logo se encontrará na circulação sanguínea e linfática, fluindo livre com leveza, varrendo as sequelas de uma vida afastada da luz energética advinda dos alimentos vegetais, lembrando a afirmação de Saint Germain de que 90% do que nos alimentamos é energia sutil. Se considerarmos que utilizamos 10% de nosso DNA para prover energias do corpo físico, o que já está comprovado cientificamente, e que os 90% de DNA *ditos lixo* estão mais voltados para prover energias sutis, conforme pesquisas recentes em muitos centros universitários, temos que lançar um novo olhar sobre Saint Germain, que já trabalhava com a Alquimia dos vegetais e minerais, e afirmava que nosso maior potencial evolutivo extrapola os limites de nosso corpo físico. Este tema, caro leitor, me enche de alegria e entusiasmo, e convido-os a juntarmo-nos em uma nova forma de trabalhar nossos processos evolutivos, através da meditação e de outros recursos mais sutis que nos levem a conexões extrafísicas, pois a todos nós está disponível a grande possibilidade de desenvolver a telepatia e a clarividência, entrando em outras esferas de luz, conectando-nos com os seres invisíveis de nosso planeta e abrindo-nos para contatos interdimensionais.

4.2 – Biomutações físico-químicas

As biomutações físico-químicas, que interagem e interpenetram no Universo, são identificadas como energias físicas e energias sutis, permeando o cosmo e, por isso, sendo também denominadas energias cósmicas, podendo ser formadas por materiais inorgânicos, como metais, compostos químicos, gases e outros elementos que participam da formação dos planetas e estrelas, possuindo uma energia imanente, de acordo com cada elemento e substância que os compõem.

Os seres vivos absorvem a energia cósmica sutil diretamente da energia imanente do meio e, junto com as energias físicas, processam suas atividades orgânicas vitais. As plantas possuem um tipo de bioenergia um pouco diferenciada, sendo que cada uma tem seu padrão de energia característico, que se mantém praticamente o mesmo, exceto em algumas variações sazonais, devido ao ciclo vital, e também sofrem influências de determinados planetas, da lua e do sol. Assim, a energia das plantas pode ser considerada quase como uma energia imanente, como já falamos na teoria da Planta Primordial, de Goethe.

O sol é uma potente fonte emissora, pois a luz transporta, além da energia eletromagnética, uma energia sutil associada. Quando a luz solar atinge a atmosfera, transfere parte de sua energia sutil para o ar, que, por sua vez, também acumula a energia cósmica vinda do espaço, formando-se o que os iogues denominam

Prana, indo atuar diretamente em todos os seres vivos, e de forma vital nos vegetais, pois o oxigênio, que é um elemento essencial à vida, depende e decorre de toda essa manifestação da luz solar, através das biomutações físico-químicas na fotossíntese.

Portanto, as plantas absorvem as energias imanentes da terra, da luz solar, do ar e da água das chuvas, e com isso são uma grande fonte de energias sutis, além de nutrientes orgânicos. Isso significa que, ao ingerirmos um alimento, estamos adquirindo um pouco de energia física dos nutrientes e também uma parcela de energias sutis, que denominamos bioenergia, que é o resultado das energias imanentes da natureza que a planta absorveu no seu ciclo vital como um todo. Tudo isso é muito lindo e muito mágico, e acontece repetidamente, independente da interferência do ser humano, que pode ser um parceiro nesse processo, provendo cuidados de água, luz solar, nutrientes apropriados e proteção.

Uma forma bem conhecida e já aceita pelo mundo acadêmico, sendo uma forte evidência desta afirmação, é a eficácia dos remédios homeopáticos com altas dinamizações. Ao serem preparados, os extratos das ervas são diluídos em proporções de 1 para 100 e a solução é agitada; em seguida, esta solução mais uma vez é diluída e agitada, e assim sucessivamente, sendo este processo denominado dinamizações. Após algumas diluições, não existe mais substância química no preparado, e em cada etapa um pouco da *energia sutil da planta* é extraído. O curioso e o mais mágico de todo esse processo é que, quanto *mais diluído, mais forte* é a atuação. O resultado é um remédio puramente *formado de energia*, que não atua quimicamente no organismo, mas a partir da *energia sutil das ervas*. Esta parte importante da medicina deste milênio, fico feliz, entusiasmada e emocionada em poder compartilhar com todos esta realidade tão linda, tão simples e ao mesmo tempo de uma sutileza energética única, que só se poderia explicar se adentrássemos na Energia Sutil de um vegetal, onde encontraremos, se formos medir, frequências vibracionais muito próximas das vibrações frequenciais amorosas vindas do coração, ou seja, energia pura que só se manifesta através das vibrações de Amor.

4.3 – Curandeiras, Ervateiras, Xamãs

Neste milênio, as curandeiras, as ervateiras e os xamãs cada vez mais se disseminam com naturalidade, não sendo mais mencionados somente a portas fechadas, dentro de locais sagrados junto à natureza, longe dos olhos e ouvidos daqueles que desacreditam e muitas vezes criticam de maneira totalmente infundada, desprovidos de amor e sem pesquisas mais aprofundadas. Preferem, como dizem, cortar pela raiz, antes que as Universidades e os bancos acadêmicos sejam invadidos por xamãs, curandeiras, ervateiros e outros que fogem do cientificismo vigente.

Felizmente, todo este cuidado e tentativas de afastamento chamaram a atenção de algumas mentes mais abertas. E hoje já se podem ver nos recintos das Universidades, em seus laboratórios, ervateiras e curandeiros sendo ouvidos e suas experiências sendo pesquisadas, respeitadas e estudadas.

Os cursos de Fitoterapia contam hoje com muitos sensitivos, estudiosos das medicinas antigas, bruxas de outras Eras, xamãs, que com simplicidade e fluência vão estabelecendo aprendizados e trocas importantes para este momento em nosso planeta, cuja tendência é a volta às medicinas naturais e procedimentos mais voltados para os biocuidados do Ser como um todo e não mais fragmentado, fatiado em setores. Você mesmo, caro leitor, se chegou até este capítulo, com certeza, tem algo a ver e se identifica com o que estou falando.

Temos que voltar nosso olhar para a história da humanidade, quando sacerdotes e curandeiros, nas diversas culturas e religiões, já possuíam conhecimento a respeito das energias sutis das plantas e suas relações com o corpo humano, e todas as suas terapias fluíam como fenômenos naturais. Voltando na história, vamos encontrar, nas sociedades primitivas, os xamãs que manipulavam as forças invisíveis com seus rituais, usando ervas medicinais e incensos específicos. Lembrando que no antigo Egito havia sacerdotes que eram mestres da ciência oculta, profundos conhecedores e manipuladores da energia sutil do Mundo Vegetal. Também em diversos países do mundo antigo, os magos e feiticeiros sempre estiveram presentes, trabalhando com essas forças invisíveis, com a energia sutil dos vegetais e suas aplicações, portanto, esses procedimentos são adotados há milênios; como bem afirmou um físico quântico em um congresso, onde se lê magos e feiticeiros, leia-se cientistas e pesquisadores, assim denominados na época.

Os povos chineses, por volta de 3.200 a.C., desenvolveram as bases de sua medicina tradicional fundamentando-se na acupuntura e em tratamentos com ervas e chás, cujo objetivo principal consistia em reequilibrar o fluxo de energias Chí, através de canais energéticos nadis e meridianos, aliado a terapias com ervas e plantas. Do mundo oriental, chegaram até nós os documentos antigos do herbário chinês, que ainda são consultados, trazendo importantes informações e conhecimento sobre as medicinas naturais, como as terapias complementares.

Na tradição hindu, a fotossíntese, a respiração, as trocas de gás carbônico por oxigênio são reverenciadas como algo sagrado, advindo daí o respeito e os altares em homenagem ao mundo das plantas, pois, sem elas, a energia sutil denominada *prana*, pelos yogues, não existiria, ou melhor, a energia existiria, mas não seria conhecida e assim denominada. Os yogues alcançam um profundo estado de paz e equilíbrio através de exercícios respiratórios, meditação, posturas físicas e *asānas*. Eles buscam, na medida do possível, realizar essas práticas junto à natureza, entre rochas e pedras imensas e um Mundo Vegetal luxuriante, onde acreditam que as energias fluem com mais vigor e de forma correta. Em decorrência de tudo isso, muitos conseguem ter um grande domínio sobre as energias sutis e chegam muitas vezes a produzir efeitos físicos, levitação e teletransporte, dentre outras manifestações.

Na Bíblia existem relatos dos fenômenos e curas realizados por Jesus e seus apóstolos, com a imposição das mãos e o emprego de palavras, deixando claro que estas são manifestações das energias sutis, potencializadas por esses grandes Seres em favor dos necessitados. Jesus possuía um potencial crístico/energético muito forte e equilibrado, a ponto de contagiar a todos apenas com sua presença, tendo ensinado seus apóstolos a usarem os ramos de algumas plantas para potencializarem suas energias e direcionarem as curas em conexão com a energia sutil das plantas. As escrituras fazem referência ao uso de óleo de oliva, extraído dos frutos das oliveiras. Na antiguidade, feridas e contusões eram untadas e tratadas com este óleo, para ajudar na cura. Segundo uma das ilustrações de Jesus, um samaritano derramou azeite e vinho nas feridas do homem que ele encontrou na estrada de Jericó (Lucas, 10:34).

Curandeiras, ervateiras e xamãs, três denominações que se poderiam resumir em um só ser, pois todo xamã é um curandeiro e trabalha com ervas, contudo, não é assim tão simples, pois existem muitos ervateiros que se dedicam a colher, selecionar e preparar as ervas, mas não estendem seus trabalhos à cura direta de pessoas. Assim como muitas curandeiras não são ervateiras, e buscam junto a estas o material que elas colhem e preparam, para realizar rezas, benzeduras e outras práticas com vistas à redução da dor, melhora de doenças e curas tanto físicas como também, muitas vezes, dos chamados envolvimentos espirituais.

Temos que destacar a presença feminina neste mundo dos xamãs, curandeiros, ervateiros e benzedeiras. Essas mulheres sábias, que por muito tempo mantiveram-se escondidas, camufladas de mães, enfermeiras e até médicas, hoje até usam explicações mais acadêmicas, mas ainda louvam um chá, uma oração, uma vibração. Aos poucos, essas mulheres vêm ganhando espaço, algumas com certificados de pós-graduação ou mestrado, ao mesmo tempo que preparam seu ambiente com velas, cristais, flores e aromas especiais; de forma sutil, suave e com certificação, intercalam seus trabalhos mais tradicionais com terapias complementares ou mesmo medicina vibracional, onde se destacam as plantas, agora reconhecidas e respeitadas, trocando as salinhas e os locais sagrados por consultórios em clínicas de terapias integradas.

São as mulheres curadoras que estão voltando, se impondo, já fizeram parte de um antigo arquétipo da humanidade, sempre cuidando, curando, aliviando dores e sofrimentos, desde a figura de uma mulher idosa, uma avó para preparar um chazinho, fazer um macerado em compressas de plantas sobre feridas e inflamações, até a imagem de lindas e jovens mulheres, muitas identificadas como ciganas, bruxas ou feiticeiras, sempre cercadas de ramos, ervas e aromas, para suas poções. Hoje desfilam elegantes e seguras, com as paredes cheias de diplomas e certificados, atendendo em clínicas e cabines de terapias, sem serem barradas, naquilo que há milênios já vinham realizando. Todas elas têm algo muito forte em comum: sua afinidade por plantas e sua Alquimia; são estudiosas das ciências fitoquímicas e das fitobioterapias, com facilidade se identificam e aprendem, pois, na verdade, estão apenas recordando e reativando aquilo que sempre realizaram em suas diferentes existências.

Gostaria de compartilhar um texto de Mani Alvarez (Coordenadora do curso de pós-graduação em Práticas Complementares em Saúde), *Mulheres Curadoras, Ervateiras, Raizeiras*, que considero de uma sensibilidade e sabedoria que fala por si só no decorrer de suas linhas:

Talvez seja por isso que, como disse Clarissa Pinkola, toda mulher parece com uma árvore. Nas camadas mais profundas de sua alma ela abriga raízes vitais que puxam a energia das profundezas para cima, para nutrir suas folhas, flores e frutos. Ninguém compreende de onde uma mulher retira tanta força, tanta esperança, tanta vida. Mesmo quando são cortadas, tolhidas, retalhadas, de suas raízes ainda nascem brotos que vão trazer tudo de volta à vida outra vez. Por isso entendem as mulheres de plantas que curam, dos ciclos da lua, das estações que vão e vêm ao longo da roda do sol pelo céu. Elas têm um pacto com essa fonte sábia e misteriosa que é a natureza. Prova disso é que sempre se encontram mulheres nos bancos das salas de aula, prontas para aprender, para recomeçar, para ampliar sua visão interior. Elas não param de voltar a crescer... Nunca escrevem tratados sobre o que sabem, mas como sabem coisas! Hoje os cientistas descobrem o que nossas avós já diziam: as plantas têm consciência! Elas são capazes de entender e corresponder ao ambiente à sua volta. Converse com o "dente-de-leão" para ver... comunique-se com as plantas de seu jardim, com seus vasos, com suas ervas e raízes, o segredo é sempre o amor. Minha mãe dizia que as árvores são passagens para os mundos místicos, e que suas raízes são como antenas que dão acesso aos mundos subterrâneos. Por isso ela mantinha em nossa casa algumas árvores que tinham tratamento especial. Uma delas era chamada de "árvore protetora da família", e era vista como fonte de cura, de força e energia. Qualquer problema, corríamos para abraçá-la e pedir proteção. O arquétipo de "curadora" faz parte da essência do feminino, mesmo que seja vivenciado por um homem. Isso está aquém dos rótulos e definições de gênero. Faz parte de conhecimentos ancestrais que foram conservados em nosso inconsciente coletivo. Perdemos a capacidade de olhar o mundo com encantamento, mas podemos reaprender isso prestando atenção nas lendas e nos mitos que ainda falam de realidades invisíveis que nos rodeiam. Um exemplo? Procure saber mais sobre os seres elementais que povoam os nossos jardins e as fontes de águas... fadas, gnomos, elfos, sílfides, ondinas, salamandras... As "curadoras" afirmam que podemos atrair seres encantados para nossos jardins! Como? Plantando flores e plantas que atraiam abelhas e borboletas, gaiolas abertas para passarinhos e bebedouros para beija-flores. Algumas plantas "convidam" lindas borboletas para seu jardim, como milefólio, lavanda, hortelã silvestre, alecrim, tomilho, verbena, petúnia e outras. Deixe em seu jardim uma área levemente selvagem, sem grama, os seres elementais gostam disso. Convide fadas e elfos para viverem lá.

4.4 – Benzeduras com galhos de ervas e chás

Dona Filinha, já com 92 anos, mora no subúrbio de um grande centro no sul do Brasil. Ela vem trabalhando com curas e benzeduras há 60 anos. Nas décadas de 1960 e 1970, trabalhou como lavadeira, mas a demanda era tanta de pessoas que a procuravam para benzer cobreiro, unheiro, fazer quebrante em crianças recém-nascidas, costurar ossos deslocados, acalmar jovenzinhas com crises de TPM, dentre outros problemas, que ela decidiu, então, dedicar-se à sua horta e aos canteiros de ervas que cultivava, trabalhando com muito amor, sem cobrar nada, apenas aceitando com humildade e gratidão o que traziam ou deixavam para ela a título de auxiliar em seus trabalhos, para que ela tivesse as mínimas condições de subsistência.

Em meados do ano de 1980, sua fama já se estendia para além da vila onde morava, vindo gente de todos os cantos para buscar a ajuda de Dona Filinha, que entre rezas e benzeduras sempre deixava bem claro que não era ela quem curava, e sim seu anjo da guarda. Seu trabalho começou a incomodar alguns profissionais da área da saúde, sendo então feita uma denúncia anônima de prática ilegal de serviços ambulatoriais e médicos em sua casa. Visitada por uma equipe de técnicos e vigilantes da saúde, Dona Filinha foi ameaçada de ser presa, caso continuasse com seus trabalhos.

Ainda hoje, quando esta senhora nos relata o ocorrido, seus olhinhos vivos e sorridentes adquirem um brilho especial, ao nos contar que, passadas 24 horas da visita dos agentes, seu anjo da guarda lhe orientou: "Só vais abrir teus portões e atender quem vier do posto de saúde com uma autorização por escrito dos médicos ou responsáveis afirmando que podes realizar o trabalho".

Dona Filinha resume sua longa história relatando que, após muitas idas e vindas, passeatas, denúncias ao judiciário e ministérios, foi concluído que cada ser humano é livre para buscar a terapia que quiser, desde que não se denomine nem faça uso de uma medicina formal. Entre risos, Dona Filinha afirma nunca ter ido ao médico, entrando duas vezes num hospital para visitar amigos; sentindo-se mal com a energia dos corredores, dizia que eram impregnados de muito medo e insegurança.

Hoje, após 60 anos de trabalhos, Dona Filinha nos mostra uma parede cheia de fotos de autoridades de todo o Brasil que já fizeram uso de seus serviços de cura com ervas, plantas e benzeduras, inclusive da esposa de um médico, de um enfermeiro com sua filha e de pessoas que reconheci como profissionais da TV e outras áreas de destaque.

Ela ainda mora no mesmo local. Um empresário que tinha uma dor crônica de ciático, ficando curado e agradecido, reformou sua casa, que segundo ela ficou um palácio de rainha, com uma pequena sala e salinha onde ainda recebe as pessoas que a procuram, uma cozinha e dois quartos com um banheiro completo, que ela nos mostrou com muito orgulho.

Dona Filinha, quando vai para seu pátio, entrega-se com muita amorosidade aos cuidados com suas ervas e plantinhas; vai tocando, acariciando e conversando com elas. Todos os dias colhe alguns ramos de ervas aromáticas e as traz para sua salinha de atendimentos, entre rezas e sinais com as mãos.

Ela nos conta um segredo, que vem negociando com seu anjo da guarda, que já lhe avisou mais de três vezes que seu tempo na Terra acabou, e, com um sorriso aberto, mostrando sem pudor os poucos dentes que lhe restam, diz: "Tenho que procurar uma amiga para ensinar tudo o que sei, depois posso ir sem problemas".

A história de Dona Filinha é comum e muito semelhante à de milhares de outras Donas Filinhas espalhadas por este nosso planeta. Acredito que são seres evoluídos e de muita luz, que se oferecem ao convívio humano para resgatar a beleza do contato com a natureza, a magia vibracional das orações; pode-se, inclusive, observar a luz que se forma como uma aura de amor e doação no entorno desses seres.

De tudo isso que relato, o que mais me encantou, além do lindo ser que é esta senhora, foi a sua forma de relacionar-se com as plantas, conversar, acariciar, colher seus ramos, comunicando, dando explicações de por que os está colhendo, e muitas vezes declarando a alguns pés, com efusiva alegria, que enfim chegou o momento de glória e de serviço. Às vezes, se movia rápida para o lado e dizia: "Para de gritar, bem sabes que não sou surda, quando der vou ver o que posso fazer por ti, paciência e espera, vai chegar tua vez, prometo". Virando-se para trás, olha um pé de Camélia em flor e diz: "Calma, ainda não chegou tua hora, vai cuidando com muito carinho e amor de tuas flores e folhas, breve vais poder seguir tua missão".

Um exemplo de seus trabalhos de benzeduras para crianças com quebranto: ela usava galhos de plantas aromáticas, como uma pequena vassourinha feita com arruda, que murchavam após a benzedura.

Qualquer palavra que fosse mencionada seria pequena e vazia frente as palavras cheias de afeto e amor verdadeiros que ela expressava durante sua visita à sua horta de ervas e flores.

CAPÍTULO 5

Florafluidoterapia:
a energia fluídica das flores

5.1 – O advento dos florais em terapias

Certa vez, uma gotinha d'água, num lindo amanhecer, caiu nas pétalas de uma flor, ficando perdidamente apaixonada por ela. Com cuidado, rolou para mais próximo de seu interior, tentando fugir dos primeiros raios do astro-rei, que surgia imponente no horizonte. A gotinha sabia que seu calor e luz seriam fatais para ela, pois iria secar e, assim, ser afastada de seu grande amor. Então, escondeu-se mais para o interior de sua amada, quando no céu uma nuvem que tudo observava se apiedou da gotinha e pediu aos ventos que soprassem com força, tornando todo o céu coberto de nuvens, atenuando a ação do sol naquele dia, sobre a Terra.

A gotinha então pôde passar um dia de alegria e êxtase junto à sua amada. Entardeceu e, com a chegada da noite, pousaram sobre a flor algumas gotículas de orvalho que, surpresas, se encontraram com a gotinha, tomando conhecimento da sua linda história de amor. Resolveram ajudar, tornando este romance imortal. Conversaram a noite toda, explicando sobre a vida e sua energia vital que sustenta a flor, disseram que tudo no Universo é vibração, e quanto mais alta a frequência da vibração, mais poder energético vai se adquirindo, e uma das vibrações mais altas é a do Amor, e esta já existia entre a gotinha e a flor. Antes do amanhecer, iniciaram um ritual de passagem, criando uma simbiose vibracional entre as duas. A flor entrou em sintonia com a gotinha, passando para sua água toda a sua frequência vibracional essencial, sua alma plena de amor, em forma de essência. Foi um momento mágico, a gotinha agora estava com a energia vibracional da sua amada contida em si mesma.

Os primeiros raios de sol surgiam no horizonte, e um médico chamado Edward Bach, que vinha estudando a energia vibracional das flores, foi por sua sensibilidade atraído para a flor, e com cuidado a colheu com suas gotículas de orvalho e a gota apaixonada, colocando-a em um recipiente de cristal. E foi assim que surgiram os florais, a energia vibracional contida nas gotas de orvalho contém a essência vibracional das flores, e cada uma com sua forma única de vibrar e de amar, agora transmutada em uma tintura de floral, irá perpetuar e confirmar que, ao ser partida em mais e mais frações, quanto mais diluída, mais aumenta a sua vibração energética, confirmando que na natureza é assim, e no Amor também: quanto mais se reparte, mais ele aumenta. A frequência vibracional do Amor, quanto mais se distribui e divide, mais aumenta, se multiplicando e se tornando cada vez mais forte e poderosa.

Por esta linda história de amor, pode-se entender que a elaboração dos florais passa pelos processos de identificação e classificação da bioenergia vibracional de cada flor, começando pelo cuidado na coleta e preparo das flores, colocando-as em cumbucas de cristal ou porcelana, com água de fonte, tarefa esta realizada com vibrações de amor e gratidão para com as flores e a planta como um todo. Essas essências atuarão no corpo físico, desencadeando reações físico-químicas como um medicamento fitobioterápico, atuando diretamente nos campos vibracionais, proporcionando equilíbrio e paz, refletindo de imediato no corpo com sensações de bem-estar e plenitude. Esses padrões vibracionais vão interferir e causar impacto positivo, afetando a respiração, a circulação e o metabolismo. Com o tempo, esses florais proporcionarão um equilíbrio homeostático no físico, advindo do sutil vibracional, funcionando como um efeito ressonante, onde cada vibração vai ressonando e interferindo na próxima célula, proporcionando ao final um corpo físico, emocional e espiritual leve, saudável e equilibrado.

Simplificando, gosto sempre de relatar a descrição de uma aluna, no final do curso de Pós-graduação em Terapias Complementares, quando tentava explicar aos seus colegas o que havia entendido sobre as essências florais, falando com entusiasmo: "Para se fazer florais, pega-se água pura, em um recipiente de vidro, colhe-se as flores e coloca-se neste recipiente, onde a água fica impregnada pelas energias fundamentais da flor. Depois é coado e acrescentado conhaque, metade por metade. Esta mistura é diluída pelos farmacêuticos e colocada em vidros âmbar, para não pegar luz, e assim, quando vamos utilizar essa essência, cada gota vai conter toda a energia da planta de onde foi colhida. O que me intriga e encanta é que, mesmo que essas essências sejam altamente diluídas, sempre permanecerão em cada gota as informações vibracionais do todo, ou seja, da flor".

Pode-se também explicar dentro da metafísica, dizendo que a missão do Reino Vegetal é a Alquimia da transmutação, das energias mais densas em vibrações mais sutis, gás carbônico em oxigênio, dentre outras energias, como os florais retirados das flores, desencadeando o equilíbrio entre essência e matéria, ou seja, as vibrações energéticas de uma flor irão harmonizar o corpo físico.

Ao se ingerir as gotas de um floral, elas imediatamente interagem com a matéria, onde suas energias vibracionais irão elevar o padrão vibratório, transmutando as negatividades, transformando as energias densas em energias sutis.

O Reino Vegetal nos presenteia com energias harmônicas de cor, perfume e de sua aparência, irradiando beleza através de suas pétalas, despertando sentimentos de uma energia magnética poderosa, que irão atrair vibrações frequenciais muito altas e harmônicas. Efeitos de calma, alegria e conexões com dimensões mais sutis são irradiados nos ambientes, sem deixar de mencionar o poder de cura e equilíbrio que suas frequências vibracionais proporcionam. Goethe, poeta e pesquisador, em seu *Tratado das Cores*, afirma que as flores são a mais perfeita manifestação do Mundo dos Vegetais.

Ao falar sobre florais, não posso deixar de mencionar o conceito de *Quinta Essência*, que seria como uma forma de contato ou comunicação sinérgica entre o Mundo Vegetal e os humanos. Esta passagem se processa através das essências dos florais, sendo uma forma amorosa do Reino Vegetal, se oferecendo, se doando, se integrando no corpo humano, auxiliando-o em sua evolução através de transmutações fluídicas.

Essas transmutações fluídicas desencadeiam propriedades vibracionais curativas, como a da energia sutil das gotas de orvalho, colhidas das pétalas das flores no amanhecer. Este método já era adotado pelos Druidas, na elaboração de suas poções, e também os alquimistas, mestres, xamãs e curandeiros já vêm, há séculos, trabalhando com essas essências vibratórias puras e sutis.

É muito linda a constatação de que as plantas, no seu processo de crescimento, estão constantemente buscando se harmonizar ou mesmo se adequar com as leis e circunstâncias de nosso planeta. É nas flores que se concentra a maior parte de sua energia vital, alguns chegando a afirmar que elas representam uma conexão com a alma dos vegetais.

Hoje os médicos classificam as essências florais como remédios vibracionais, explicando que são extraídos fluidos vibracionais, energia pura das flores, podendo também, em outro momento, virem a ser acrescentados na terapêutica os princípios ativos das flores ou de outras plantas, denominados fitobioterápicos, para tratar diretamente o corpo físico mais denso, quando doente em desequilíbrio ou de forma preventiva.

Quem catalogou e criou as denominações dos princípios das essências florais foi o homeopata, bacteriologista e imunologista Edward Bach (1886-1936), um dos primeiros médicos a falar sobre o poder curativo das flores. Ele estava convencido de que a origem das doenças se encontra nas emoções mal resolvidas e na falta de amor na sua essência. Por isso, a indicação de uma terapia floral é a busca do equilíbrio das emoções do paciente. Ela busca diminuir ou eliminar estresse, depressão, desespero, sentimento de culpa, pânico, cansaço físico ou mental, sensação de solidão, tristeza, indecisão, hipersensibilidade, ciúmes, raivas, e ainda todos os tipos de medos, ansiedades e preocupações.

Bach desenvolveu a técnica que ficou conhecida como colheita solar, orientando que as flores que irão ser transformadas em florais devem ser colhidas pela manhã, cedinho, ainda com orvalho, e a floração da planta deve estar no auge, devido à maior frequência vibracional presente, e o dia deve estar claro e ensolarado. Logo após, devem ser colocadas em uma vasilha de cristal ou porcelana, cobrindo toda a superfície com água, que deverá ser pura de fonte, deixando em exposição solar por cerca de três horas. Após a água já imantada e energizada, ela será filtrada, coada e misturada em conhaque, na proporção de 50% por 50 % – a esta infusão dá-se o nome de Tintura Mãe. É esta preparação que os farmacêuticos utilizam no preparo dos florais.

Existe ainda o método de fervura conhecido como *Boiling*, em que as flores são colocadas em uma panela de inox e fervidas com água por cerca de 30 minutos, e depois se filtra e mistura com conhaque ou *brandy*, também na proporção de 50%.

São muito importantes a classificação e a seleção das plantas para a elaboração de florais. Diziam que Bach, só pelo tato em uma planta, já era capaz de sentir as vibrações que ela emitia. Ele gostava de pegar as pétalas de uma flor e fechar na mão ou colocar uma pétala na língua para logo sentir em seu corpo que ação e para que as energias vibracionais da flor serviam. Recomendava silenciar a mente e abrir-se às sintonias perceptivas. Bach saía pelas madrugadas, observando as gotas de orvalho nas pétalas das flores, coletando e experimentando fluidicamente sua vibração e abrindo-se à intuição, sem resistências ou autocríticas.

Tenho feito experimentos de colher gotas de orvalho e entregar-me às conexões vibracionais que possam ser passadas, sem buscar processos elaborados de manipulação dessas gotas colhidas nas pétalas, apenas sentindo com o coração, sem deixar que processos mentais aflorem, cortando o fluir desta vivência. Ao final de algum tempo, uma clareza maior surgiu frente às minhas dúvidas e questionamentos, que teimavam em aflorar. Muitas vezes, estamos frente ao óbvio, e justamente por ser tão simples e direto, tendemos a ficar cegos e não ver o que está vibrando no entorno e dentro de nosso corpo. Já me questionei: por que, ao invés de colhermos gotas de orvalho depositadas sobre as flores, colocarmos essas pétalas em água e seguirmos com todos os procedimentos já falados, não buscamos simplesmente, sempre que possível, o contato direto com as flores, através de toques e carícias, entrando em sintonia, estabelecendo uma sinergia vibracional ativa entre as flores nos campos, florestas ou jardins?

A resposta veio imediata e através de arrepios de suave e gostosa tontura, num misto de alegria e contentamento puros, estabelecendo conexões, deixando-me levar por atitudes intuitivas, como a de passar suavemente as mãos nas flores, trazer suas energias amorosas até minha face, sentir e me entregar a esta conexão direta flor/fluido e eu. Senti-me envolta em muita magia, como uma borboleta voando e pousando de flor em flor. Foi como um resgate de minha criança interior, sentimento de que já havia realizado estes gestos em algum momento no passado. Após esta experiência de entrega, nunca mais voltei a ser a mesma, sempre que me sinto cansada, estressada, com medos e dúvidas, largo tudo e busco o contato direto e imediato com as flores e, entre toques, carícias e puro deleite, vou me curando, energizando meu corpo e espírito.

Claro que nem sempre é possível essa conexão. Para muitos que moram nos grandes centros urbanos, recomendo buscar auxílio nas frequências vibracionais das essências florais, tendo sempre o cuidado com a eletromagnetização dos ambientes, redes de alta tensão, radiofrequências de celulares e computadores.

Gostaria muito de me prolongar mais neste tema, falando de cada elemento floral estudado por Bach, seus efeitos e indicações, falar sobre outros florais que surgiram em todo o mundo, mas, como não é esta a proposta, deixo apenas um alerta para reflexão:

Muito cuidado com a origem dos florais, de onde vêm, como foram colhidos, manipulados, embalados e como chegaram às suas mãos. Campos com redes de alta tensão por perto podem imantar a ação fluídica das flores. Formas de transporte, passando em aeroportos, raios X, com certeza desmagnetizam a vibração frequencial do floral. Pessoas que manipulam a diluição dos florais, um profissional mal-humorado, com mágoas e raivas, alteram a frequência do floral, como bem falou nosso querido mestre Masaru Emoto: "Os florais são feitos com uma base de água, e a água é imantada com as vibrações frequenciais do entorno, portanto, muito cuidado e atenção onde e com quem vão buscar água para seus florais".

5.2 – Cultivando e conectando-se com as flores

Cultivar um jardim ou cuidar de um vaso de flores em um recinto fechado demanda sempre cuidados com a parte física da planta, como sol, água e nutrientes adequados, mas muitas vezes, mesmo tendo esses requisitos atendidos, as plantas não se desenvolvem, parecem tristes, sem vitalidade. Tenho ouvido algumas pessoas dizerem: "Minhas mudas de manjericão não se desenvolvem bem, eu cuido, rego, faço de tudo e, quando vejo, estão definhando e morrendo", "Cansei de ganhar e comprar vasinhos de violeta, elas chegam lindas e, em poucos dias, amolecem os talos das folhas, as flores secam e a plantinha acaba morrendo", "Não tenho sorte em cuidar de plantas, elas não se desenvolvem".

Primeiramente, digo para a pessoa nunca desistir de ter e de se envolver no cultivo de plantas, mas temos que aprender os cuidados fundamentais que um vegetal necessita, e esta me parece a parte mais fácil e divertida. Temos, então, que ir além dos cuidados físicos essenciais, ver com atenção como estão fluindo as vibrações energéticas no entorno da planta. Einstein já afirmava: "Os campos energéticos permeiam e afetam a matéria como um todo, pois tudo é vibração, e dependendo de sua frequência, podem alterar o ambiente e todas as outras coisas e seres que estão dentro deste campo vibracional". Quando as energias estão densas e negativas, tudo vibra de forma lenta, e se tornam mais sutis e leves quando as frequências vibram em velocidade mais alta. A matéria e a vibração sutil são tão vivas e presentes como na matéria mais densa. O que muda é o componente desencadeante vibratório no ambiente, fluindo mais rápido ou mais lento, afetando nosso ser como um todo, como as plantas e tudo que se encontra no ambiente.

As plantas são muito sensitivas, elas absorvem todas as energias e, quando densas, murcham, definham e até podem morrer. Quando as energias estão leves, sutilizadas e fluindo, as plantas desabrocham, desenvolvem lindas flores e brotos novos. Por isso é muito importante a observância da energia que está fluindo, quando se está cultivando um jardim ou cuidando de plantas. Temos que lembrar Einstein, quando vamos cuidar de nossas plantinhas, pois, ainda no início do século XX, ao falar da Energia Universal, ele provou aos cientistas da época que energia e matéria são duas manifestações diferentes, mas provenientes da mesma energia que permeia todo o Universo, o que muda é apenas a sua frequência vibracional. Acho que não preciso falar mais sobre a atenção em contratar um cuidador de jardim ou ver como andam as energias em nossa casa e ambiente de trabalho – as plantas são excelentes sinalizadores dessas vibrações. Até mesmo fazer uma autoanálise de como andam nossas vibrações de paciência, tranquilidade, leveza e, principalmente, nossas vibrações de Amor.

Proponho: daqui para frente, vamos escolher vibrar e vigiar nossos pensamentos e ações, mantendo-os sempre em altas frequências vibracionais? Além de nos sentirmos mais felizes e saudáveis, tudo em nosso entorno muda. Ser feliz, viver e vibrar em altas frequências pode ser uma decisão, que com atenção e vigilância poderemos começar a introduzir em nosso cotidiano. As plantas ao nosso redor, além de nos agradecerem, em retorno, nos brindarão com lindas, saudáveis e perfumadas flores.

Tenho uma irmã que é arquiteta e professora universitária, com mestrado em Paisagismo. Por muitos anos ministrou aulas, encantando seus alunos e cativando-os a se voltarem para a beleza e o detalhe que as plantas podem acrescentar a um ambiente arquitetonicamente agradável. Divertia-me muito quando, em passeios e visitas a locais ligados a botânica e paisagismo, ela, de forma natural, ia apresentando as plantas, seus nomes científicos e populares, forma de cultivo, locais em que mais se adequavam a serem cultivadas. Seu conhecimento era incrível, praticamente nenhuma árvore ou flor ficava sem ser classificada por ela, e quando isso ocorria, sem titubear, aproximava-se, observava suas folhas, caules e flores e já as integrava dentro de alguma categoria ou família do Mundo Vegetal.

Foi num desses passeios que a ouvi falar para um dos alunos que queria desenvolver seu trabalho final na área de paisagismo, orientando-o com a brilhante ideia de desenvolver o projeto de um jardim dos sentidos. Resumo aqui o que ainda me encanta neste projeto: *Jardim dos sentidos* seria, através da disposição de flores, arbustos e árvores, um jardim onde as plantas, além de beleza, sombra e perfume, tivessem um apelo ou resposta a algum de nossos cinco sentidos, ou a mais de um deles. Tudo apenas pela visão, forma e disposição dos canteiros, cores das pétalas das flores, a imensa variedade de tons de verde das folhas, além do tato, da sedosidade do toque nas pétalas aveludadas, das folhas com suas nervuras, a rugosidade dos troncos das árvores. A audição também seria estimulada, pelo farfalhar das brisas suaves por entre as folhas, pelo cântico dos pássaros e pela possibilidade de uma fonte, com os sons mágicos da queda d'água. O paladar, pelos frutos que poderiam ser colhidos ou servidos para degustação, além das flores, que em sua maioria são deliciosas e comestíveis. Por último, mas não menos importante, o olfato, através do perfume das flores, dos cheiros mágicos exalados pelas plantas aromáticas. Em menos de 15 segundos, ao se exalar um perfume, a mensagem aromática, memórias e emoções chegam ao sistema límbico, na área cerebral responsável pelos sentimentos e emoções. Feitas estas conexões, o resto é apenas relaxar e deliciar-se com tudo que uma visita a um jardim pode oferecer, de emoções a lembranças e muito mais.

Existem muitas espécies de plantas que podem ser adotadas por um paisagista para compor um canteiro de um jardim, contemplando as ações terapêuticas dos aromas, o prazer da visualização e as sensações únicas do tato ou da degustação. Sem esquecer da audição, e aqui me reporto ao som relaxante e místico dos ventos passando por entre os bambus ou através dos ramos de um salgueiro.

Selecionei, entre centenas de milhares, algumas plantas que poderiam, por sua forma e energia, compor um jardim dos sentidos:

Alecrim (Rosmarinus officinalis): é a planta cujo aroma desencadeia a formação de endorfinas e, consequentemente, leva à alegria e ao entusiasmo. Como chá, é usado para estimular a concentração, a memória e o alívio de dores como artrite, reumatismo e outras dores localizadas, muitas vezes decorrentes da tensão muscular. Vibracionalmente, o alecrim é associado ao Amor; dar um buquê de flores com ramos de alecrim junto simboliza uma declaração de Amor.

Gengibre (Zingiber officinalis): suas folhas são lindas para decoração e têm vigor, e o aroma de suas flores brancas é altamente relaxante. Sua raiz é mundialmente conhecida na farmacopeia, sendo usada para problemas digestivos, flatulência, gripes e resfriados. Indicado para alívio de dores nas articulações, pode ser recomendado no tratamento de vários tipos de reumatismo.

Gerânio (Pelargonium graveolens): suas flores são belíssimas, sendo muito citadas pelos poetas. Os floralterapeutas indicam as essências de gerânio nas terapias para depressão e tristeza sem motivo, pois elas reduzem os medos e os sentimentos de carência. Pelas suas propriedades antidepressivas, é indicado na aromaterapia de ambientes para elevar a energia vibracional.

Hortelã-pimenta (Mentha piperita): suas folhas aromáticas enfeitam de forma rasteira por entre outras flores, estabelecendo uma linda composição. Além de seu perfume adstringente, indicado para dar energia e despertar, dando clareza aos pensamentos, é terapêutica, indicada para dores de garganta, de cabeça e outros mal-estares, como enjoos, e também é levemente analgésica para dores gastrointestinais.

Jasmim (Jasminum officinalis): suas flores brancas e carnudas são muito buscadas pelos paisagistas, e seu aroma, segundo os monges budistas, facilita o relaxamento e a meditação, além de ser um dos mais utilizados pelos perfumistas, despertando sensações de alegria, contentamento e entusiasmo. É altamente energético, as pessoas que o usam em suas fórmulas de perfumes apresentam durante o dia maior disposição e bem-estar. Como é um aroma considerado afrodisíaco, desperta sentimentos de muita ternura e afeto.

Lavanda (Lavandula angustifolia): suas flores azuis levemente arroxeadas, com as folhas refletindo um prateado à luz solar, fazem da lavanda uma das plantas mais utilizadas na composição de jardins. Quem nunca ouviu falar: "caminhando por uma alameda de lavandas perfumadas"...? Por suas propriedades aromáticas, ter lavandas em um jardim proporciona alívio para o estresse, deixando uma sensação de paz e contentamento. Exalar por algum tempo seu aroma irá, aos poucos, levando a uma expansão da consciência, o que é muito bom para meditar ou conectar-se com outras dimensões. Topicamente, o macerado ou pomadas de lavanda são indicados para queimaduras, tendo em sua composição ativos altamente regeneradores da pele.

Manjericão-verde (Ocimum basilicum): é uma das muitas variedades de manjericão, sendo considerado o mais aromático.

Suas flores lilases enfeitam os canteiros dos jardins ao mesmo tempo que perfumam o ar com suaves toques de efeito relaxante e antiestresse, e são muito utilizadas na confecção de pastas e molhos, numa cozinha mais requintada que valoriza e preza alimentos com cores e aromas especiais. Na Idade Média, preparados e infusões com folhas de manjericão eram utilizados como antidepressivos e sonífero, principalmente se macerados junto com flores de maracujá.

Sálvia (Salvia sclarea): suas folhas aromáticas, verde-prateadas, são muitas vezes adotadas para o centro de canteiros, entre flores de muitas cores. O aroma e os ativos das folhas de sálvia possuem suave ação antiestresse. Em chás, reduz as tensões e a síndrome do pânico, que causam desgaste do sistema nervoso. Tomar um chá de suas folhas tem efeito relaxante. Seu ativo tem ação diurética e depurativa, limpando e desintoxicando, talvez daí venha o uso, pelos xamãs e pajés, de incensos de sálvia ou emplastos de folha e flores para seus trabalhos de limpeza energética física e espiritual. Queimar ramos de sálvia junto com alecrim e arruda, dentro de casa e em ambientes energeticamente densos, funciona como uma limpeza das vibrações frequenciais baixas que estão imantadas nas paredes.

Beijo americano, beijinhos (Impatiens hawkeri): estas flores de muitas cores e fácil plantio crescem rápido e se mantêm por longos períodos, nas estações mais amenas. São a alegria dos paisagistas, colorindo canteiros, com um jogo de tons e cores vivas e exuberantes. Muito conhecida na confecção de florais, ancorando a energia da paciência, da calma, com muita harmonia e sintonia com os ciclos da terra, sendo indicada para pessoas angustiadas e apressadas, que não sabem esperar, sofrendo por não conseguirem respeitar e compreender que tudo tem sua hora e momento de acontecer. Estas flores também podem ser utilizadas na confecção e ornamentação de saladas.

Rosa Pink (Rosa chinensis, Rosaceae): as roseiras foram consideradas no século XVIII como as flores nobres, cultivadas nos lindos e bem cuidados jardins dos palácios, enfeitando as mesas dos banquetes, e muitas vezes um botão, sedutoramente, era colocado no decote dos vestidos das damas da nobreza na época. Seus aromas eram confeccionados por perfumistas, sendo até hoje dos mais caros, devido à quantidade de pétalas necessárias para a extração de suas essências. Era também, na época, símbolo da futilidade, da impessoalidade, da falta de amorosidade, dignas de pessoas isentas de sentimentos mais profundos e entrega amorosa; muitas rainhas usavam seu perfume por proporcionar-lhes espírito mais prático, sem deixar-se levar por sentimentalismos.

Cananga odorata (Ilangue-ilangue): sua essência e perfume é mundialmente buscada e considerada afrodisíaca. Na verdade, seu perfume desencadeia sentimentos de alegria e bem-estar, relaxando e acalmando, aumenta as endorfinas, sendo propício para um prelúdio amoroso. Ainda tem ação fluídica de reduzir sensações de medo e tensões, inclusive tensões pré-menstruais. Possui ativos considerados estimulantes do sistema imunológico, é sedativo, calmante, agindo contra ansiedade e insônia. Seus ativos, quando utilizados em cosméticos, previnem ou reduzem acnes e rugas.

Hibisco (Hibiscus rosa-sinensis): para muitos estudiosos de terapias florais, um floral ou essência em *spray* de hibisco favorece a sintonia e o entendimento entre casais, despertando o amor muitas vezes enfraquecido pelo cotidiano. Estimula a capacidade de dar e receber amor. Um chá de hibisco é ideal para pessoas com bloqueios e medos em relacionamentos, timidez e insegurança. Aumenta a serotonina, proporcionando alegria e contentamento.

Amor-Perfeito (Viola tricolor): é uma das flores mais usadas pelos paisagistas e jardineiros, na composição de seus canteiros. A beleza instigante de suas cores e a formação de suas pétalas atraem os olhares e prendem a atenção de quem as observa. São ricas em detalhes e tons fortes e vibrantes. Estimula a capacidade de amar incondicionalmente a si mesmo e a todas as coisas e pessoas, sem apego. Auxilia nas moléstias cardíacas e do sangue. Muito usada para decorar pratos e saladas verdes, pode ser ingerida, e seus ativos irão desencadear endorfinas e substâncias que normalmente são liberadas quando sentimos amor ou nos sentimos amados. Ideal para pessoas que perderam a capacidade de sentir o amor ou o vinculam a sentimentos distorcidos como obsessão, paixão, ódio, controle e apegos.

Crista de Galo (Celocia cristata): estimulante, é uma planta muito adotada por paisagistas para compor os centros de canteiros. Sua coloração vermelha forte estimula energias de determinação, coragem e uma postura guerreira. Ter cristas de galo em salas comerciais e escritórios ajuda a manter o foco, energias fortes e claras das metas a realizar.

Alamanda (Allamanda Branchetti): usada e indicada pelos paisagistas para cobrir gazebos e muros no entorno dos jardins, suas flores duram muitos dias e mantêm uma energia vibracional de alegria e um convite a conectar-se com a paz interior, através da meditação e do silêncio. Recantos com ramadas de alamandas são os preferidos por pessoas sensíveis e que estão abertas a ultrapassarem os limites dos cinco sentidos, indo com suavidade para outras dimensões.

Babosa (Aloe vera): não pode faltar em um jardim dos sentidos a Babosa, com suas folhas carnudas e vibracionalmente fortes, que impactam o ambiente, impondo sua força e energias positivas e curativas. Seus ativos são mundialmente conhecidos e utilizados tanto pelas indústrias farmacêuticas como por ervateiros, pajés e xamãs. O sumo interno de suas folhas é considerado o elixir dos deuses, tanto para uso interno em preparados de tinturas, licores e garrafadas, para a cura de qualquer infecção que esteja desequilibrando o corpo físico, como externamente em muitas afecções da pele, desde queimaduras, alergias, vitiligo, feridas e hematomas. A composição de ativos possui mais de 70 elementos bioquímicos importantes para a manutenção, prevenção e cura.

Manacá (Brunfelsia uniflora): pode ser mantido tanto na forma de arbustos como de frondosas e lindas árvores. As flores do manacá estão ligadas pela sua cor à transmutação, passando da cor rosa para a violeta e esbranquiçada. Sua energia vibracional é portadora de sentimentos de alegria e contentamento, proporcionando conexões com o mundo interior. Meditar junto a um manacá florido potencializa *insights* para além da terceira dimensão, levando a comunicações com o mundo espiritual.

espada-de-são-jorge (Sansevieria trifasciata): é uma planta conhecida no nosso folclore como sendo de proteção, proporcionando sorte, dinheiro, saúde e assim por diante. Existe, inclusive, o famoso vaso das sete ervas, de que falaremos mais adiante, tendo em sua composição a espada-de-são-jorge, que funciona como um amuleto vivo e protetor. Dizem que quando as energias estão muito densas, a base da espada-de-são-jorge amolece e apodrece, e se as energias maléficas persistirem, a planta morre. Por isso, se usa ter e plantar espadas-de-são-jorge na entrada das casas, em salas comerciais e em jardins; é comum também haver um canteiro especialmente preparado com esta planta rodeada por arruda e arbustos de comigo-ninguém-pode, sendo estas plantas popularmente associadas às ações de purificar, proteger e atrair bons fluidos, como ensinam os sensitivos e os estudiosos de plantas com vibrações energéticas específicas, quando afirmam que algumas chegam a morrer ao absorverem as frequências densas do ambiente, protegendo seus donos.

Mais adiante, voltaremos a falar sobre jardins dos sentidos.

5.3 – Explicando nossas preferências pessoais das flores

Uma forma clássica de as pessoas se conhecerem é conversando sobre suas preferências de cor, música, comida e também flores. Alguns autores vêm buscando classificar, dentro de uma tipologia, as escolhas e preferências por flores. Transcrevo algumas flores e explicações, com muitos pontos em comum, de diversos autores:

Rosa: ter a rosa como flor preferida indica pessoas mais requintadas, exigentes, sóbrias, controladas, muitas ainda sofisticadas, de "fino trato", como descreviam os autores no início do século passado.

Lavanda: as pessoas que escolhem a lavanda como sua flor preferida são muito raras, pois a flor de lavanda não é muito comum no cotidiano das cidades e dos jardins, embora ultimamente ela esteja sendo resgatada. É uma linda e singela flor, que encanta com sua cor lilás azulada e seu perfume inebriante, que é considerado unissex e deixa uma sensação de limpeza e harmonia. Por isso, as pessoas que gostam das lavandas são mais centradas, gostam do silêncio e da paz.

Gerânio: flor que transita na preferência das pessoas mais velhas ou de jovens que atingiram a maturidade muito cedo. Suas flores são suaves e as pétalas muito delicadas, exigindo cuidados especiais. Seu perfume, dizem os aromaterapeutas, trabalha a conexão com a alma, proporcionando paz, equilíbrio, discernimentos corretos e claros.

Jasmim: segundo muitos, todos que têm esta flor como sua preferida já transitaram no mundo da magia, da feitiçaria ou mesmo são ainda hoje bruxas(os) da modernidade. Seu aroma é classificado como afrodisíaco, tem energias protetoras, afastando pessoas depressivas e mal-humoradas. É a flor da alegria, e as pessoas que a escolhem como flor preferida são essencialmente felizes, leves, de bem com a vida, doces e carinhosas, e se não têm paixão pelo que realizam, logo relegam a indiferença, sendo por isso muitas vezes classificadas como pessoas inconstantes e volúveis.

Margarida: quem escolhe esta flor geralmente são pessoas mais despojadas, que optaram pela simplicidade e pela leveza como forma de vida, pessoas que não se ligam aos preceitos e normas do convívio social, mas ao mesmo tempo transmitem nos relacionamentos muito afeto e confiança. Quem escolhe esta flor passa para as pessoas do entorno uma energia de sensualidade (não confundir com sexualidade). São pessoas com muito magnetismo e força espiritual, e geralmente tendem a desenvolver poderes como telepatia e clarividência.

Ylang-ylang: poucas pessoas escolhem esta rara e exótica flor como preferida. É originária da ilha de Madagascar, onde é usada especificamente para as noites de núpcias, quando são simbolicamente colocadas várias na cama dos nubentes com o objetivo de proporcionar fertilidade, sensualidade e amor. No resto do planeta, esta flor geralmente é escolhida mais pelo seu perfume, pois transmite muita vitalidade, energia, desperta entusiasmo e mantém o foco de quem usa seus aromas.

Copo-de-leite: estas flores costumam ser as preferidas das pessoas que gostam de solidão, que têm uma autoestima boa, mas afastam-se do convívio social, são seletivas em suas amizades, discretas, sensíveis e muito fiéis. Apresentam certo grau de pudor e inocência, que se refletem na própria escolha da flor, que representa a pureza.

Camomila: poucas pessoas indicavam as flores da camomila como de sua preferência, contudo, neste novo milênio, as camomilas vêm ganhando espaço nos jardins, vasos e arranjos de flores. É uma pequena flor que lembra calma e suavidade. Pelas suas propriedades físicas, antiespasmódicas e sedativas, vem sendo chamada de *santa camomila*, passando, assim, a ser mencionada como a flor de escolha de alguns, lembrando pessoas sensíveis, que gostam da simplicidade e são naturalmente despojadas.

Azaleia: é ligada às pessoas que gostam de sol, calor e praia, de locais mais temperados ou quentes. É a flor que, pela sua forma de floração, lembra e atrai a abundância e a alegria com o aqui e agora. Por ser uma planta perene, não tem muito a preocupação de ser semeada e cuidada, pega facilmente de galho e não se liga muito a aspectos de sua sobrevivência, característica muito comum de pessoas despojadas e desapegadas, mas com tendência a alegria e contentamento.

Girassol: as pessoas que escolhem os girassóis como a flor de sua preferência são geralmente mais sensitivas e com muita inclinação ao sutil, ao invisível, gostam de viver em contato direto com a natureza, sentindo o sol diariamente na pele. São pessoas que não conseguem ficar tristes por muito tempo, nunca se deprimem, estão sempre buscando auxiliar e ajudar os outros. Gostam de dar presentes, mas têm muita dificuldade em receber. Este é o lado que vieram trabalhar: voltarem-se mais para seu sol interior; parecem humildes, mas verdadeiramente não o são por completo, ainda.

Violeta: para muitos, é tida como símbolo da humildade, mas, na verdade, não é bem assim. As pessoas que escolhem as violetas como suas flores preferidas muitas vezes estão refletindo um padrão bem específico destas flores – como sua floração é realizada sempre com buscas de perfeição, essas pessoas gostam de ser admiradas, elogiadas, necessitam de cuidados e aprovação. Suas folhas devem estar sempre cercando e envolvendo suas flores, que se localizam no meio. Como vivem de aprovação e energias positivas que elas atraem por sua beleza e energia vital, quando se encontram em ambientes densos e com pessoas indiferentes, geralmente murcham e morrem, ou seja, as violetas não trabalham doando, mas tirando energias do ambiente, através da admiração das pessoas.

5.4 – Flores em arranjos de buquê
ou no vaso com terra

Adoro receber flores de presente, mas tenho uma imensa dificuldade de receber buquês, onde elas vêm cortadas e arrumadas em lindos e sofisticados ramalhetes com laços, papéis coloridos e fitas. Fico sem graça, tento disfarçar, mas sinto uma imensa tristeza em ver lindas e vigorosas flores que foram retiradas de seus talos, por onde recebiam a energia vital da seiva da terra, para servirem de presente e adornarem um vaso por tão pouco tempo. Sei que há todo um apelo comercial, mas e se todas as pessoas, ao invés de adquirirem ramalhetes de flores cortadas de seus talos, comprassem potes ou arranjos de flores na terra? Elas teriam a oportunidade de viver mais e de forma mais digna, e não como umas condenadas a morrerem dentro de dias ou mesmo horas, em um vaso com água. Vejo tudo isso como muito triste e trágico... e ainda, muitas vezes, elas são acompanhadas de cartões dizendo "que estas flores simbolizem todo o meu carinho e amor". Será que essas pessoas não pensaram que nunca se pode basear uma energia de Amor passando por cima de outras vidas? Seria bem mais fácil e não daria muito trabalho fazer este mesmo gesto (que, aliás, adoro) com flores acondicionadas na terra, acenando a possibilidade de continuidade e de vida, através do respeito e da preservação da existência das flores em questão.

Muitos de meus amigos já têm o cuidado de me presentear de forma *vegetalmente correta*, embora, muitas vezes, o presente se torne uma tragédia. Certa vez, ganhei um cachepô com sete potinhos de violetas coloridas dentro, enfeitadas com fitas e celofanes coloridos, tudo muito lindo, mas, na ânsia de embelezar mais, finalizaram o arranjo com um *spray* de verniz com purpurina sobre as flores e folhas para elas ficarem mais brilhantes. Acho que, mais uma vez, não consegui disfarçar nem agradecer efusivamente o regalo. Olhava para as flores, algumas já agonizantes, as folhas sem poderem respirar, e tentei disfarçadamente retirar a purpurina, para ajudá-las a terem um alento e respirar, quando ainda ouvi de um dos doadores do singular presente: "Adorei este brilho de purpurina, queria que a florista colocasse bastante, mas penso que ela estava poupando o *spray*, que acho que era importado".

Às vezes desanimo por alguns segundos com nossa espécie, em como estamos longe de sermos sensíveis e, antes de qualquer ação, colocar-nos no lugar dos outros. Este desânimo dura pouco, pois, apesar de tudo, ainda acredito na mudança e no resgate de nossa verdadeira essência e natureza, em sermos sensíveis, vivendo em harmonia com todos os seres, não mais agredindo, destruindo e desrespeitando.

Também tenho histórias com final feliz para relatar, como um potinho de crisântemos que ganhei na saída de uma palestra em um Congresso. Ele foi dado com tanto amor, que não tive coragem de deixar no hotel ou doar a outra pessoa; então o envolvi em uma revista e o trouxe dentro de minha bolsa, no avião. Chegando em casa, os crisântemos duraram mais ou menos quatro meses, sempre florescendo e com muitos brotos surgindo. Cresceram muito, ficando o potinho pequeno para sua abundante florescência. Resolvi então colocá-los na terra, a despeito dos pessimistas dizendo que iriam morrer, que eram de estufa, que não sobreviveriam aos ventos, ao frio extremo. Resumindo: hoje, passados três anos, tenho um canteiro cheio de crisântemos na cor rosa matizada de lilás, já retirei muitas mudas e doei em potinhos como o que me foi dado. O que mais me encanta é que a sua vitalidade e abundância desmentiram a afirmação de muitos, de que flores adquiridas em floriculturas, mesmo em potes de terra, são cheias de hormônios, e que, passada a floração, secam e morrem. Sim, poderão mesmo vir a secar e morrer, se não forem cuidadas, podadas e não receberem uma nova forma e oportunidade de se renovarem e continuarem a cumprir sua caminhada no Mundo Vegetal, nascer, crescer, florescer, frutificar e renovar-se através das sementes ou dos talos cortados junto à terra, com cuidados para rebrotarem e recomeçarem sua jornada.

Hoje existem muitas formas criativas de se presentear flores; por exemplo, arrumadas em lindos cachepôs, com uma composição de flores diferentes, ou pequenos canteiros de temperos para cozinha, como salsinha, cebolinha verde, sálvia e manjericão, ou potes com ervas aromáticas, para recepção e escritórios, ou para *halls* de entrada, como alecrim, lavanda, minijasmins, manjerona e hortelã, ou ainda um vaso de sete ervas que já fazem parte da cultura popular brasileira, com a escolha de algumas ervas, com objetivo de atrair boas vibrações, bons presságios, tendo como origem as crenças das religiões africanas, trazidas pelos escravos. Presentear com estes vasinhos com estas ervas consideradas protetoras é um hábito que está começando a ser adotado em todo o Brasil. As plantas que vão compor este vaso são: manjericão, alecrim, espada-de-são-jorge, arruda, guiné, pimenta e comigo-ninguém-pode, hoje já havendo algumas variações regionais, sempre bem-vindas.

A explicação para esta escolha está no fato de que o manjericão e o alecrim são plantas que, pela sua vibração, proporcionam alegria, despertando sentimentos de ternura e amor, e a espada-de-são-jorge simboliza força e proteção, além de harmonizar o ambiente. Já a arruda e a pimenta têm energias consideradas fortes e envolventes, principalmente pelo aroma que exalam, limpando o ambiente de fluidos negativos, afastando pessoas ambiciosas e com vibrações de raiva e inveja. A erva comigo-ninguém-pode possui ativos fortes e venenosos, sendo utilizada pelos quilombolas para quebrar magias e feitiços, afastando trabalhos feitos para o mal, transformando-os em energias protetoras e salutares. A última erva, guiné, é muito importante, pois, com a ajuda das demais, atrai todas as vibrações negativas do ambiente e, utilizando a força de todas, as transmuta em energias positivas de paz, harmonia e equilíbrio.

Diz-se que é muito bom presentear com uma composição de sete ervas, e a sabedoria dos quilombolas ensina que se deve aprender a fazer a leitura de como está o ambiente, quais ervas estão enfraquecendo ou definhando, e a partir disso ficar alerta para o tipo de vibrações que estão imperando no local. Muitas vezes, uma ou duas das ervas secam e morrem, devendo-se buscar novas mudas para replantar no local da que morreu e, ao mesmo tempo, tomar providências a respeito do motivo que levou à morte da erva.

CAPÍTULO 6
Culinária
Vegetariana

Certa vez, em uma família de pais e filhos considerados "normais", de costumes e hábitos alimentares "normais", que viviam o cotidiano normalmente, como qualquer outra família em uma grande cidade, algo aconteceu e perturbou todo o convívio harmônico que eles tinham. Tudo começou quando o casal de filhos adolescentes comunicou aos pais que, juntamente com a irmãzinha menor, de 6 anos, eles iriam parar para sempre de comer carne, e que era uma decisão já tomada pelos três e de forma irredutível. No começo, os pais riram, até mesmo debocharam, e os desafiaram a ver quanto tempo duraria.

Na primeira refeição, comeram somente arroz, tomates e verduras, pois o feijão estava temperado com carne, sobraram três grandes bifes passados na chapa. E a cena foi se repetindo por vários dias, para desespero dos pais, pois achavam que, além de sobrar carne na mesa, os filhos poderiam ficar fracos e adoecer. Neste momento começou a guerra, os pais partiram para ameaças de castigos, cortando qualquer pedido dos filhos de alguma coisa que eles quisessem. Porém, os três permaneceram unidos e irredutíveis.

Os pais eram contra bater nos filhos, mas, mesmo assim, o pai partiu para a ignorância e ameaçou bater neles, caso seguissem com aquela "bobagem" de não comer carne. Neste momento, uma superavó, que não era vegetariana, convidou os três a virem morar com ela, pois orientaria a empregada a fazer a comida bem variada, com muita verdura e sem carne. A revolução estava instalada na família, que até então era considerada feliz e normal. Os três filhos iriam morar com a avó, por não concordarem com a alimentação que os pais os estavam obrigando a comer. Como a avó era uma senhora bem articulada, foi se informar junto a especialistas se ela teria respaldo jurídico para sua atitude. Os técnicos não souberam dar uma resposta para ela, pois era um assunto novo e nunca antes ocorrido nessa área. Mas, então, amigos e vizinhos começaram a tomar conhecimento e partido dos três novos vegetarianos. Uma vizinha, que os conhecia de muitos anos, foi para a cozinha, fez bolinhos de espinafre e levou para os eles, pouco antes do meio-dia, informando com muito orgulho que dois bolinhos de espinafre com ovos batidos e farinha integral valiam por um bifinho.

Os pais, desesperados, foram para os livros, pois na época ainda não existia o Dr. Google, que hoje tudo informa e resolve. Resumindo a "tragédia" familiar, antes que os três se mudassem para a casa da avó, os pais pediram uma trégua e marcaram uma reunião de família para estabelecerem os procedimentos dali em diante. Começaram cedendo e propondo mandarem a empregada fazer um curso de comida vegetariana, o que, aliás, nunca veio a acontecer; segundo, de 6 em 6 meses, os filhos fariam exames médicos, para ver se não estavam desenvolvendo anemia, o que também nunca aconteceu.

Os filhos foram para a reunião com uma sugestão de cardápio para a semana, com as devidas receitas, se comprometendo a ir aos sábados numa feira ecológica para comprar os ingredientes. Até aí, parecia que a harmonia estava retornando ao lar, doce lar, quando, no encerramento da reunião, os filhos trouxeram mais uma exigência, que novamente transtornou os pais. Não queriam mais sentar à mesa e terem que sentir o cheiro de carne. Não gostariam de ver bichos inteiros sendo servidos, como, por exemplo, uma galinha assada e sendo destrinchada, para servir de alimento aos pais carnívoros. Neste momento, o pai enlouqueceu, tentou usar de sua autoridade, levantou enfurecido, quando a filha pequena, já possivelmente orientada pelos mais velhos, toma a palavra, do alto de seus 6 anos, e diz: "Pai, os maiores animais do planeta são fortes e pacíficos e não comem carne, veja os elefantes, as girafas, os hipopótamos". Desarmando a todos com boas risadas, a mãe, sempre buscando encerrar qualquer desarmonia no lar, propôs que a mesa fosse dividida em dois setores, um dos vegetarianos e o outro dos carnívoros, e a carne não iria mais para a mesa, os pais se serviriam no fogão.

E assim, aos poucos, foram sendo introduzidos na família os hábitos de comida vegetariana. Com o tempo, os pais foram reduzindo as carnes vermelhas, cortando as brancas e, desta forma, a família voltou ao normal

Passaram-se mais de 20 anos de convívio harmônico, os filhos saíram de casa, casaram, ainda continuam vegetarianos. Os pais, já idosos, estão quase chegando lá, só comem peixe e, muito raramente, um peito de frango, sem pele e sem osso. Este seria um final feliz, mas, para realmente encerrar esta história verídica, preciso relatar que, hoje, os filhos dos pais vegetarianos, os genros e as noras são carnívoros, mas, com o convívio, cada dia mais os hábitos vegetarianos vêm se impondo nas novas famílias.

Esta mudança vem sendo incorporada na vida de muitas pessoas, que escolhem ser vegetarianas, se alimentando apenas com alimentos vindos diretamente da natureza e não comendo nenhum elemento de origem animal. Outros ainda afirmam o quanto gostariam de ser vegetarianos, mas que o momento ainda não chegou, reduziram a ingesta de carnes, mas ainda sentem muito prazer e desejo de comer um bife ou um peixe assado.

Este livro não tem como objetivo fazer apologia do vegetarianismo ou da alimentação carnívora, contudo, não posso deixar de observar como a tendência à alimentação vegetariana vem crescendo e tomando espaço no mundo da nutrição. Hoje se encontra em um bufê uma grande oferta de verduras, frutas e comidas preparadas como refogados, bolinhos, lasanhas, dentre outros pratos, com maior oferta de vegetais e legumes, tendo as carnes separadas, nos espaços de grelhados.

6.1 – As plantas sentem? Como fica a ingesta de vegetais?

Vamos filosofar um pouco sobre os vegetais.

As plantas sentem? Será que elas têm sentimentos, sofrem ao serem colhidas e comidas? Essas perguntas vêm, ao longo dos anos, me acompanhando. Se escolhermos não mais ingerir carnes, por diferentes questões e motivações, e se esses questionamentos seguirem existindo agora voltados para o Mundo Vegetal, como ficamos?

Partindo do pressuposto, mas já com comprovação científica, desde o milênio passado, de que, sim, os vegetais possuem uma rede anatomofisiológica e neurossensitiva identificada, testada e já fazendo parte dos anais e livros de botânica moderna, então, estamos lidando, interagindo, conectando-nos e estabelecendo trocas, inclusive afetivas, com eles. Novamente nos vemos em um impasse: se os vegetais são sensitivos, sentem tudo que se passa no ambiente, como fica a colheita, o preparo e o ato de comê-los?

Este é um tema que vem sendo evitado, e muitos vegetarianos silenciam sem terem uma resposta ou explicação que os absolva de alguma culpa por ingerirem seres vivos do Mundo Vegetal. Depois de muitas buscas, entrevistas com filósofos, físicos quânticos, médicos, botânicos, esotéricos e outros grupos que tivessem alguma relação com os vegetais, resolvi enfrentar este tema de frente. Não consegui aceitar a explicação simplista de que as plantas não sentem e são seres vegetativos, pois, depois de anos de entrega e conexão com o Mundo Vegetal, sei, mais do que nunca, que as plantas são seres sensitivos, atentos, que interagem e se conectam com o mundo ao seu redor, inclusive doando energias.

Algumas pessoas, quando as questionava, ficavam desequilibradas, ansiosas e até agressivas, não querendo pensar, nem aprofundar o assunto, encerrando a conversa dizendo: "Deixa para lá, pois de que iríamos viver, se nem os vegetais pudéssemos comer? Não quero nem pensar, e como não quero pensar, pois não vislumbro resposta, não quero falar sobre isso, assunto encerrado". Muitos me aconselharam a tirar este tópico do livro, pois causaria muito mal-estar e polêmica. Não desisti, até porque é uma questão que muito me intriga, e desconheço uma ariana que deixe as coisas sem concluir, na metade do caminho.

Após tantos desapontamentos com as respostas que obtive ao questionar diferentes pessoas, comecei a entrar em sintonia mais efetiva e profunda com os vegetais. Como moro em uma montanha, junto a uma mata nativa, rios, cachoeiras e muitas espécies do Mundo Vegetal, e tenho uma horta e lavoura que frequento quase diariamente, colhendo folhas e frutos para minha mesa, tive todas as oportunidades de realizar minhas buscas –

desde a semeadura até a colheita. Comecei buscando colocar-me no lugar de um pé de rúcula que fui colher para a salada; demorei mais tempo, entrando em sintonia, sentindo sua vitalidade e energias mais sutis, conversei com ela, expliquei que gostaria de a colher para que suas folhas servissem de refeição para o almoço. Estabeleci para mim mesma que qualquer sentimento que aflorasse, fosse de revolta, repulsa ou medo, eu iria respeitar, não interferir e continuar minhas buscas com mais entrega e profundidade. Neste momento, senti uma vibração e o sopro de uma brisa que foi, aos poucos, chegando em forma de um ser que me era familiar, pois já o havia percebido muitas vezes na horta e no jardim, sempre de longe, sem aproximar-se. Sempre soube que era um ser de vibrações em alta frequência; sentia, sempre que o percebia, um imenso respeito e emoção de alegria e amor. Respirei fundo e mentalmente pedi sua ajuda e intervenção. Sem terminar de explicar bem o que acontecia, lágrimas abundantes já corriam pela minha face. Ainda hoje me lembro de todas as suas palavras, suaves e firmes:

Tuas dúvidas são as mesmas de uma grande parcela da humanidade, que nestes últimos séculos vem evoluindo e crescendo em direção à Luz e às vibrações mais altas nas frequências do Amor. Antes, comer carnes, ingerir folhas, flores e frutos era tido como algo natural, como se fosse simplesmente uma posse por direito, sem questionar ou sentir qualquer dúvida.

Como os seres humanos que habitam este planeta estão se aproximando de uma nova Era evolutiva, a ingesta de animais ou, como vocês dizem, de carnes vem sendo questionada por vossas consciências e, aos poucos, vêm reduzindo sua ingesta, muitos até a abandonando definitivamente. Está tudo muito justo e perfeito para este momento planetário.

Chegou o momento de esclarecer e informar que o Mundo dos Vegetais é formado por seres de outra esfera evolutiva, superior a qualquer outra forma de vida no planeta Terra. Estes seres vieram com a missão de que, quando chegasse a hora de tornar os corpos humanos mais sutis, iriam se oferecer para integrar e metamorfosear suas energias vibracionais com a dos humanos e também a de alguns animaizinhos que já estariam prontos ou preparando-se para passar a outras etapas dimensionais no Cosmos.

As vibrações dos vegetais são altíssimas e de uma frequência ainda desconhecida na sua parte mais pura até para os botânicos, físicos quânticos e outros homens do mundo das ciências – detentores de conhecimentos da Alquimia e da transmutação de um elemento químico em outro, como na fotossíntese através da luz solar, e em suas raízes que transmutam minerais em outros componentes para nutrirem pela seiva.

Ao longo dos milênios, esta metamorfose vem se instalando. Ao ingerir um alimento do Mundo Vegetal, vão ocorrendo transmutações, uma simbiose com trocas energéticas vibracionais, que aos poucos vão tornando os corpos humanos ainda densos em mais sutis. Esta forma de alimentação vegetariana é a primeira etapa evolutiva que sempre existiu ao longo dos tempos e que vem se instalando em todo o planeta.

A alimentação vegana também vem se impondo, ficando conhecida e mais divulgada. Desta forma, aos poucos, a energia dos vegetais irá transformando os seres humanos em seres interdimensionais. Com seus corpos mais sutilizados, poderão com mais facilidade adentrar nas outras dimensões (4ª, 5ª, 6ª e assim por diante). Muitos séculos decorrerão ainda, até que esta metamorfose se imponha em quase todos os corpos humanos, para então a Terra passar para uma nova etapa de luz e vibrações em frequências altíssimas, rumo à Unidade, vibrando em sintonia com as esferas de Deus, através daquilo que Ele sempre pregou: as frequências vibracionais altas do Amor. Isso não é religiosidade, isso é física, é química, é o momento de transmutação das frequências mais densas de medos, raivas, invejas e outros sentimentos, agora somente vibrando rumo à evolução dos seres humanos, através de uma mudança de hábitos e pensar, por novos paradigmas, onde cada ser humano terá o seu tempo, se não nesta, em outra oportunidade, mas estamos todos em um caminho sem volta. Cada um no seu ritmo, temos a eternidade rumo à Unidade, não julguem, nem critiquem os que ainda não despertaram para este momento, apenas sejam o exemplo.

Após essas palavras, senti-me cercada de seres elementais, Gnomos, Fadas, Duendes, todos ali, me olhando e tornando minha criança leve e feliz. De joelhos, ao lado do canteiro, estendi minhas mãos e colhi as folhas de rúcula, ouvindo um gritinho do pé de alface, querendo participar do banquete, ainda bem que estava sozinha, pois ria, chorava, conversava, rodopiava por entre os canteiros, voltando para a cozinha com uma cesta cheia de legumes e verduras felizes, e eu mais feliz ainda por haver compreendido.

Naquele momento, decidi que acrescentaria no livro a afirmativa: **Faça uma planta feliz.** E já pensando em tudo que eu poderia fazer para tornar todos esses seres iluminados mais felizes e plenos no meu jardim, nas hortas e lavouras, na mata nativa próxima à minha casa, em qualquer lugar que fosse.

6.2 – Vegetariano e vegano

Era uma vez um fazendeiro que tinha seus animais soltos no campo, livres para transitarem por todos os espaços da fazenda. Esta liberdade proporcionou aos animais poderem observar tudo que realmente acontecia no local.

Um dia, pastando no campo, eles viram o cachorro e o gato dando pulos de alegria e contentamento. Curiosos, as vacas, as galinhas e os porquinhos aproximaram-se para ver o que estava acontecendo. Descobriram que o motivo da euforia deles era a notícia de que uma nova lei entrara em vigor, que a partir de agora não seria mais permitido maltratar os animais, e se fossem delatados, os humanos iriam presos e pagariam multas pesadas. A alegria tomou conta de todos, e juntos pularam e dançaram felizes.

Quando a dona da casa saiu para o quintal, pegou uma galinha e rapidamente torceu o seu pescoço, matando-a de imediato, para espanto e pavor de todos que assistiram à cena. Então, os animais nomearam o cão, que era fiel e muito amigo do dono, para pedir uma explicação sobre o ocorrido, afinal, as vaquinhas estavam ficando gordinhas e sabiam que seu destino seria serem levadas ao matadouro na cidade. A alegria durou pouco. O cachorro foi informado de que a lei se estendia apenas aos cães, gatos e alguns animaizinhos domésticos de estimação. Exclamou o fazendeiro: "Imagina, meu amigo, se esta lei se estende para as carnes de gado, porco, galinha e outros animais que são criados para o abate. Eu fico na miséria!".

Atitudes e posturas de escolha por uma alimentação vegetariana vêm aumentando o número de adesões, grupos e filosofias em todo o mundo pelo fácil acesso a informações sobre opções de alimentação. O acesso a filmes e documentários sobre a criação e o abate de animais tem chocado visualmente com cenas que os meios de comunicação não mostram, por serem fortes e tristes demais e por irem contra as empresas que pagam publicidade milionária nesses mesmos meios de comunicação para divulgarem seus produtos. Mesmo assim, através de redes sociais, filmes e outros meios, o vegetarianismo vem se impondo em todo o planeta, fortalecendo também as organizações de defesa animal.

Temas éticos já foram colocados em pauta. Por exemplo, em 2006, um estudo da FAO (Food and Agricultural Organization), das Nações Unidas, concluiu que o consumo de carne tem, entre outros fatores, um maior impacto nas alterações climáticas do que todos os meios de transporte do mundo juntos, surgindo filmes e documentários chocantes sobre o desmatamento e a criação em massa de gado, sem falar nas tristes filmagens em abatedouros. O vegetarianismo é considerado como parte importante da solução para muitos problemas da humanidade, se uma postura global começar a se delinear nos hábitos e costumes alimentares.

Personalidades ilustres na história da Humanidade eram vegetarianas. Gostaria de iniciar por Albert Einstein, quando afirmava: "Nada beneficiará tanto a saúde humana e aumentará as chances de sobrevivência da vida na Terra quanto a evolução para uma dieta vegetariana. A ordem de vida vegetariana, por seus efeitos físicos, influenciará o temperamento dos homens de tal maneira que melhorará de forma integral".

Já querendo chocar ao se referir a dietas com carne, Paul McCartney, dos Beatles, dizia: "Se os matadouros tivessem paredes de vidro, todos seriam vegetarianos. Nós nos sentimos melhores com nós mesmos e melhores com os animais, sabendo que não estamos contribuindo para o sofrimento deles".

Outros seres ilustres de nossa história que também eram vegetarianos: Pitágoras, Leonardo da Vinci, Rousseau, Pierre Weil, e cada vez mais pessoas do mundo das artes, do cinema e da moda vêm aderindo a esta nova tendência.

O vegano não se alimenta de nenhum elemento animal, nem de derivados, como ovos, leite, mel, dentre outros insumos. O veganismo é mais focado numa questão ética, por isso sua maior abrangência; ele não se limita ao fator da morte dos animais, mas a toda forma de uso e exploração dos animais pelo homem.

No mundo sempre houve atitudes isoladas semelhantes ao veganismo, mas seu nome e organização como tal muitos relatam que se iniciou com Donald Watson, no início do século XX, quando levantou a questão ética de consumir alimentos derivados do leite, visto que consiste de derivação animal, assim como os ovos das galinhas. Watson chegou a condenar publicamente os vegetarianos que faziam o consumo destes insumos derivados dos animais. Tempos depois, um grupo de veganos ampliou a lista de uso de derivados animais, citando inclusive o uso de roupas e calçados de couro, e tudo que tivesse por trás a morte ou exploração dos animais. Desta forma, iniciou-se o que muitos classificaram como uma filosofia de vida, e Donald foi considerado um dos primeiros a usar o termo *veganismo.*

Hoje, o veganismo conta com menor número de adeptos do que o vegetarianismo, mas cada dia mais surgem grupos de pessoas que se reúnem em comunidades e ministram cursos, difundindo receitas e cardápios, mostrando a todos que é possível viver desta forma e com muita qualidade de vida e comidas saborosas.

Todos os vegetarianos podem e se beneficiam das receitas dos veganos, estabelecendo trocas gostosas com estes. Os veganos nem sempre têm trânsito livre nas mesas dos vegetarianos, na medida em que muitos alimentos que vegetarianos utilizam, como ovos, leite, mel e outros derivados, não são consumidos pelos veganos.

Os veganos colocam um alerta em defesa da fauna, sendo contra os trabalhos forçados de arados, carroças e animais de circo, zoológico e rodeios, e também sobre outras atitudes humanas com animais em nome do lazer, como tê-los presos em gaiolas e aquários, e experimentos realizados com animais em laboratórios, sem falar nos casacos, calçados, cintos e bolsas de pele e couro.

CAPÍTULO 7
Rituais do Chá

7.1 – Um pouco de História

No início do século XX, Raoul Francé, respeitado biólogo vienense, já afirmava que as plantas têm um meio de comunicar e transmitir suas vibrações energéticas como algo superior aos nossos sentidos humanos. Ele também dizia que as plantas estão em constante interação com o meio ambiente, captando, transmutando e vibrando de forma condizente e adequada ao que está ocorrendo no entorno – fenômenos estes que os homens, presos em sua visão antropocêntrica do mundo, apenas louvando o que é revelado pelos seus cinco sentidos, pouco ou nada captam e aproveitam dessas energias vibracionais.

Pensando sobre a afirmação de Francé, pode-se concluir que, pela colheita e confecção de um chá de folhas, flores e mesmo raízes de uma planta, é possível, por meio de sua infusão fluídica, trazer para o corpo físico e sutil dos humanos todas as energias equilibrantes e regeneradoras que o meio ambiente está a sinalizar e que as plantas, com muita rapidez e sabedoria, fazem as transmutações necessárias.

Explicando melhor, as plantas são sensíveis às ondas benéficas enviadas através do sol, das luzes infravermelha e ultravioleta, dos ciclos da lua, das ondas sonoras, e também sentem a forma negativa e sensibilizam-se em contato com as ondas eletromagnéticas de um aparelho de televisão ligado no ambiente, da radiofrequência de antenas de celulares e assim por diante. Mas as plantas, ao serem sensibilizadas, na medida de sua capacidade e potencial orgânicos, vão buscando mudar as frequências vibracionais em seu próprio corpo vegetal, de forma positiva e vibracionalmente mais pura, como uma autolimpeza. A partir dessa mudança energética, através de *um chá*, é possível equilibrar e reconfortar os seres humanos tensos e intoxicados de tantas vibrações físicas venenosas e ondas perniciosas a que seus corpos são expostos.

Assim como na sua forma externa, uma planta se mantém *unitária*, e sempre que uma de suas partes é seccionada ou destruída, imediatamente, inicia seu processo de restauração. Francé acreditava que existia alguma entidade ou forma de alma superior supervisionando a manutenção da integridade, como uma inteligência superior monitorando e cuidando da planta, sendo sua energia vibracional mantida de dentro para fora e de fora para dentro.

Um contemporâneo de Francé, que surpreendeu a todos com uma postura e decisão tomadas, foi o indiano bengalês Sir Jagadis Chandra Bose. Ao apresentar suas pesquisas e estudos sobre as frequências vibracionais do Mundo dos Vegetais, tomando como base desde a sua fisiologia, foi contra muitos anais de cientistas da época. Bose, frente aos descrentes e orgulhosos em reconhecer o que vinha afirmando e publicando como verdade, declarou ter tomado a decisão de não mais depender inteiramente da aceitação alheia para apresentar ao mundo suas surpreendentes descobertas. Suas experiências demonstraram que, nas plantas, o movimento de subida da seiva e o crescimento eram devidos à energia por elas absorvida do ambiente, energia essa que poderiam manter latente ou armazenar para o futuro. Como decorrência disso, Bose dizia que era preciso ter em mente que todas as buscas sobre o Mundo dos Vegetais têm um mesmo objetivo, o alcance do conhecimento em sua inteireza. Ele confirmava a afirmação de Francé: "Assim como na sua forma externa, uma planta se mantém unitária, e sempre que uma de suas partes é seccionada ou destruída, imediatamente, inicia seu processo de restauração".

Na Índia, país de tradição aos rituais de chá, estavam sendo sedimentados os princípios da utilização energética em uma infusão, tomando em sua totalidade a inteireza vibracional e frequencial da planta. Na verdade, a profusão e riqueza que os chás proporcionam ao homem há mais de 3.500 anos é algo a ser reverenciado em nossa pródiga Mãe Natureza. Nunca esquecendo que, para obter-se integralmente os benefícios de suas infusões e fluidos, devemos ter uma cuidadosa atenção voltada ao local e à forma de cultivo, à colheita e a como foi processado até chegar à nossa xícara.

Uma das formas mais antigas e tradicionais de conferir a qualidade dos ativos é o milenar uso da radiestesia através de pêndulos. Com eles, é possível medir os seguintes itens: ativos fitobioquímicos (através das substâncias mantidas em sua composição), energia fluídica da planta (viva e atuante) e energia vital presente. Para conferir esses itens, é preciso colocar a planta ou o composto de chá sobre uma superfície limpa, sem interferências energéticas do ambiente, e, com o uso correto do pêndulo, conforme orientações radiestésicas formais, ir formulando as perguntas e anotando as respostas obtidas pelos movimentos pendulares. Muitas vezes, um chá que adquirimos está dentro da validade de consumo, mas sua vitalidade está zerada, ou seja, não tem mais seus princípios ativos e fluídicos atuantes. Daí a importância do uso do pêndulo.

Existem ainda alguns sensitivos e clarividentes, de comprovada seriedade no que realizam, que podem tomar nas mãos o sachê de chá e perceber sua vitalidade fluídica e vibracional.

Muitas crianças, ao rejeitarem papinhas e comidinhas elaboradas e manufaturadas com conservantes, antioxidantes e colorantes, que matam totalmente a frequência vibracional e a ação dos ativos do alimento, não sentem sintonia com o mesmo e o rejeitam. Os pais, muitas vezes, forçam a criança a comer papinhas industrializadas, ao invés de buscarem sentir ou mesmo medir os fluidos do alimento; se eles usassem um simples pêndulo ou buscassem sentir a energia vital do que estão a oferecer aos seus filhos, ficariam surpresos com os resultados.

Imaginem se todos começassem a estudar e desenvolver-se na técnica de radiestesia ou tentassem sentir sua energia vital em tudo que comessem? E se, além dos componentes fitobioquímicos, também entrasse nessa medida a vibração energética da pessoa que confeccionou o alimento, se estava feliz e cuidou de sua elaboração com boa vontade e amor? Imaginaram que bela revolução aconteceria? Se houvesse essa mudança de postura, o mundo das indústrias alimentícias teria que ser reformulado, respeitando este novo paradigma, em que os alimentos saudáveis terão que ser e estar fluidicamente vivos, vibracionalmente ativos e com energia vital presente.

7.2 – Vamos tomar um chá?

Posto isso, pergunto: "Vamos tomar um chá? Você prefere um chá ou um café?".

Estas duas questões bem cotidianas vêm tendo uma espécie de concorrência velada. O café é sempre café, sem muitas variantes – seu aroma, sabor e a propriedade da cafeína basicamente são sempre os mesmos, por isso ele tem seu lugar cativo e muito apreciado em todo o planeta.

Ao preferir o chá, muitas variáveis estão em questão: que chá? Que tipo de erva seria o chá? Seria a planta natural recém-colhida ou secada e colocada comercialmente em um sachê? Na maioria das vezes, o sachê prevalece. Os chás comercializados em grande escala geralmente vêm em caixinhas com 10 sachês, alguns totalmente desprovidos de aroma, sabor e propriedades ativas. Coloca-se o sachê em uma xícara com água quente e pouco ou nada se percebe de aroma, não sendo possível nem mesmo identificar que erva se elegeu tomar. Nem vou mencionar os componentes ativos, estes se perderam em algum lugar no passado. Sem falar dos aromas e sabores artificiais que alguns colocam e são macerados junto com as ervas nos sachês, ou ainda o novo modismo de vender vidros com chá em pó, com cores fortes, aroma fortíssimo e sabor duvidoso de *tutti-frutti* e outros sabores nada naturais, com muitos conservantes, acidulantes e outros *antes* venenosos para nosso corpo que busca alimentar-se de forma saudável.

Temos que deixar bem claro que existem marcas sérias, em que os chás são confeccionados por pessoas altamente comprometidas com a qualidade físico-energética do chá, e mesmo a granel ou em sachês são de ótimo paladar e aroma, e seus componentes fitoterápicos são preservados.

Feitas essas colocações, volto ao princípio da primeira proposta: "Vamos tomar um chá?".

Sim, vamos tomar um chá, mas um chá no sentido mais amplo, saboroso e aromático da palavra; um chá que tenha o aroma da planta que doou sua essência fluídica, sutil e aromática; um chá que tenha e lembre o sabor das folhas, flores ou fruto que o identifica; um chá que conserve seus princípios ativos vivos fluidicamente atuantes, com toda a energia vital que o caracteriza

– esse é o chá que estou tentando propor resgatar, com todo o ritual e cerimonial que um chá merece, e que nós merecemos vivenciar.

Gostaria de sugerir algumas atitudes, passos ou mesmo providências que melhorariam o momento simbólico e muito significativo de tomarmos um chá, com todo o ritual que faz a diferença, que é, na verdade, muito simples e não custa muito, apenas envolvimento, e o ato de se envolver já faz parte do ritual do chá.

Primeiro, vamos organizar o local, o espaço onde se poderia tomar o chá – mesas, cadeiras, toalhas, xícaras e todos os acessórios que compõem o ritual e a confecção de um chá. Embalagens adequadas, com ervas para chá a granel, secas e com validade vigente, colocadas e rotuladas com elegância e carinho, de preferência em vidrinhos reutilizáveis. Caixinhas com sachês de boa qualidade, com os devidos aromas e sabores preservados. Caixinhas de madeira com divisórias já são um requinte que merecemos nos ofertar como presente, com muitas opções de chás a serem escolhidos, sentindo de antemão o seu aroma, visualizando com clareza que erva está sendo usada, suas indicações e ativos. Quanto ao sabor, este virá no momento em que se irá degustar o chá, quando todo um cerimonial já estiver preparado.

Este é o primeiro passo para preparar um ritual de chá que tenha sucesso e seja realmente vivenciado, curtido e degustado em sua essência. O convite para tomar um chá prevê que esta primeira etapa esteja bem suprida e organizada, com caixinha com sachê e cubos de açúcar ou adoçantes (não gostamos deste último em chás, mas não poderá faltar em uma demanda), rodelinhas de limão, colherinhas pequenas, bules ou chaleiras lindas e elegantes para virem à mesa. Somente em último caso, e por uma questão de conveniência, a água quente poderá vir em garrafas térmicas, mas o ideal seria pequenos e elegantes *rechauds* para manter aquecida a água, e nunca servir um chá em copinhos descartáveis, com o objetivo de mantê-lo aquecido. A cerimônia de tomar um chá pede xícaras de porcelana, alegres e significativas canecas ou mesmo as lindas e charmosas xícaras de vidro com uma alcinha na lateral, para colocar o dedo e não queimar-se com o calor do chá.

Pronto, estamos mais preparados para convidar novamente para tomar um chá.

7.3 – Rituais de chás pelo mundo

Depois de posta a mesa, convida-se para escolher o chá que será saboreado. Ao oferecer, mencionar os tipos de erva disponíveis, para que servem, de que forma irão atuar no corpo físico e sutil, já que muitos chás, com seus sabores e aromas, atuam também em todos os corpos, do físico ao mais sutil.

Reservando um momento e um espaço para um chá, podemos voltar ao passado, resgatar com carinho e envolvimento um cerimonial ancestral, com toda a força e significado que representa.

Na cultura chinesa, o tradicional ritual do chá inicia-se no momento da semeadura, colheita e secagem, até chegar ao preparo da infusão, culminando com a cerimônia do Chá, com porcelana especial, bules, *réchauds*, tudo preparado com antecedência e cuidado. Da mesma forma, os rituais do chá no Japão são cultuados com muito respeito e sacralidade, sendo considerados uma arte milenar. Inclusive, um dos presentes de casamento mais valorizados no Japão é dar uma coberta de porcelana de chá.

As virtudes dos ativos, dos aromas e dos sabores dos chás fazem parte do conhecimento histórico do Egito, e existem referências de seu uso desde 1500 a.C., com rituais de colheita de folhas e preparo de infusões descritos em muitos hieróglifos. China, Japão e Índia são os locais de referência, seguidos por Malásia, Quênia, Turquia, Indonésia e Sri Lanka. Na Europa, um dos maiores produtores de chás é Portugal, nas ilhas dos Açores e das Flores, sem deixar de mencionar, ainda na Europa, o ritual do chá das cinco, na Inglaterra, cerimônia trazida da Índia, quando os ingleses lá estiveram.

No México e em outros países sul-americanos, o chá Ayahuasca é conhecido pelo seu cerimonial específico. É um chá que, pelos seus componentes ativos, interfere e modifica os estados mentais, alterando o campo de percepção consciencial. Seu uso é adotado e reconhecido como parte da medicina tradicional xamânica, patrimônio cultural dos povos sul-americanos, que reconhecem as virtudes terapêuticas da planta e indicam seu uso, pois não apresenta riscos à saúde (claro que sempre com os cuidados e no contexto da tradição e do sagrado dos Incas e Maias).

Nos Estados Unidos, após muitos estudos e debates, inclusive na área jurídica, o chá ayahuasca foi legalizado, com base mais no princípio da liberdade religiosa do que nos estudos sobre riscos para a saúde ou ao respeito do uso tradicional, sendo que no México nunca deixou de ser usado e adotado.

Com o chá sendo adotado em todo o continente americano, alguns pesquisadores foram mais a fundo e concluíram que o uso da ayahuasca é relativamente seguro, com riscos mínimos para a saúde. Lembrando que seu uso deve ser adotado com cuidado e que o chá deve ser confeccionado por pessoas com experiência e tradição ritualística, que devem ficar atentas aos possíveis efeitos que podem advir, ajudando aqueles que, ao ingerirem o chá, entrem em estados alterados de consciência. Existe, inclusive, um estudo de Bouso (2012) que, após um ano de acompanhamento e observação de usuários de ayahuasca regulares, afirmou não ter encontrado evidências de desajuste psicológico, deterioração da saúde mental ou disfunção cognitiva no grupo que tomava o chá. A ayahuasca é de origem e conhecimento xamã e, segundo muitos índios, pajés e curandeiros, muitos de seus conhecimentos botânicos da flora amazônica provêm diretamente de informações passadas durante os estados alterados de consciência, após a ingestão de ayahuasca.

Nas Américas, temos o famoso chá peruano, feito com as folhas de coca. Originário do Peru e da Bolívia, é indicado para a hipoxia causada por grandes altitudes, como nos Andes desses dois países. Ao se tomar esse chá, vai se liberando adrenalina, que irá desencadear um pico de hiperglicemia, melhorando os sintomas característicos da altitude, como tremores, fraquezas, náuseas e tonturas. Os índios peruanos, e mais no passado os incas, tinham o hábito de mascar folhas de coca para erradicar a fome e ter mais energia para subir as montanhas. De posse dessas informações, vemos que eles tinham absoluta razão em fazer isso, pois o aumento da glicemia mascara a fome e fornece mais energia nas caminhadas, pois estar em grandes altitudes exige muito do corpo físico.

Alguns bioquímicos afirmam que as folhas de coca possuem uma grande quantidade de proteínas e vitaminas, com alto teor em minerais, como cálcio, potássio, magnésio, fósforo, ferro e zinco, sendo também ricas em antioxidantes e flavonoides, atuando na prevenção de várias doenças, mas sua principal indicação é que proporciona muita energia para o corpo e não é viciante. Resumindo os benefícios do chá de folhas de coca: reduz os sintomas negativos da altitude, previne doenças cardiovasculares, protege os dentes, evitando cáries e doenças da gengiva, melhora doenças respiratórias, como asma e bronquite, age como coadjuvante nas dietas para emagrecimento, é digestivo, reduz náuseas e muitas vezes é citado para auxiliar na diabetes.

Mas voltemos aos chás do mundo, que, além de já serem tradição cultural, também fazem parte do desenvolvimento socioeconômico de muitos países. Os chás tanto podem ser indicados como relaxantes, com efeitos sedativos e tranquilizantes, como podem ser terapêuticos, antivirais, anti-infecciosos, depurativos, tônicos, digestivos, laxantes, antidiabéticos, preventivos para doenças cardiovasculares, anticancerígenos, podendo ainda ser afrodisíacos, tonificantes, energéticos físicos ou mentais, melhorando a atenção e a memória. Dentro dessas e de muitas outras indicações, vamos realizar uma viagem através de alguns chás que se tornaram famosos em todo o mundo.

Começando pelo Japão, logo aparece, como o mais conhecido nos últimos tempos, o *Chá Verde*, que foi introduzido pelos monges zen-budistas, que trouxeram as mudas da China e orientavam na época que seria utilizado como um medicamento para pessoas desvitalizadas, ao mesmo tempo em que funcionava como um tranquilizante, acalmando os pensamentos e estimulando os processos de meditação. Com o passar dos tempos, o chá verde passou a ser, além de um condutor a rituais de meditação e filosofias japonesas, um produto de comercialização em grande escala, sendo levado para outros pontos do Oriente e logo chegando ao Ocidente.

O *Chá Verde* é assim denominado porque suas folhas sofrem pouca oxidação ao serem processadas, numa técnica diferente do chá preto. Ambos os chás são originários da *Camellia sinensis*, mas há muitos chás comercializados com esta denominação, sem terem sua origem das folhas de camélia. Depois de ser o principal chá na China e no Japão, o *Chá Verde* espalhou-se pelo mundo, com a indicação de ser antioxidante, rico em tanino, com ação pontual sobre o *LDL* (colesterol ruim), ótimo para a circulação e anti-inflamatório. São apontados como seus principais ativos: potássio, manganês, vitaminas do complexo B,

B1 e B2, vitaminas C e K e ácido fólico. Nas preparações do *Chá Verde*, a água nunca deve ferver junto com as folhas, pois ficam amargas; o ideal é deixá-las em infusão em água quente por 3 a 4 minutos antes de beber.

O *Chá de Jasmim* é uma espécie de chá verde, de origem chinesa, com uma mistura de folhas e flores que o deixa deliciosamente aromatizado, com sabor delicado e muito saboroso. Este chá é muito procurado e encontrado em *free shops* no mundo todo. Quando ofertado como presente, sinaliza votos de muita alegria e felicidade para a pessoa, pois os ativos do jasmim e os fluidos vibracionais de suas flores aumentam a secreção de endorfinas e serotoninas. O *Chá de Maçã Verde*, feito a partir de suas frutas e flores, com um aroma cítrico característico, suavemente adstringente, tem a mesma simbologia que o Chá de Jasmim.

O *Chai Verde*, vindo da cultura indiana, é feito com folhas do chá verde tradicional, misturado com especiarias como: cravo, menta, gengibre, pimenta preta, hortelã e canela; ao ser servido, pode ser adicionado um pouco de leite.

No sul do Brasil, na serra gaúcha, existem algumas casas de chá que oferecem chá verde de jasmim ou maçã, com raspas de chocolate meio amargo e cristais de menta e gengibre. Um verdadeiro ritual de aromas e sabores, levemente picante/adocicado.

O chá mais conhecido no século passado foi o *Chá Preto*, de vários tipos e muitas origens. Os mais famosos eram os indianos, como o Darjeeling e o Assam, seguidos do chinês Keemun, muito vendido em *free shops*. É um chá que tem um sabor mais frutuoso e um buquê floral. Não menos famosos eram os chás pretos ingleses, geralmente mais fortes e cafeinados. O English Breakfeast Tea é uma mistura de chá preto mais forte, podendo ser servido com leite e açúcar, substituindo o tradicional café com leite. Geralmente, é uma mistura de três chás pretos: Darjeeling, Ceilão e Assam. A maioria dos chás pretos tem sua origem na *Camellia sinensis*.

Seu sabor é encorpado e fino. No Sri Lanka é produzido um chá preto muito aromático, que é considerado um luxo ser servido, seu aroma é inebriante e, ao ser colocado na xícara, adquire a cor vermelho-escura. É um chá raro e caro para exportação, sendo muito apreciado pelos turistas, que adquirem muitas caixas deste chá para servir em suas casas, com muito *glamour*, mencionando que é chá preto do Sri Lanka. Também temos o *Chá Preto dos Maias*, encontrado no México, uma mistura de chá preto com cacau e poções de chocolate amargo com aroma de folhas. Existem, inclusive, rituais Maias de conexão com a abundância e a liberdade financeira que são realizados com chá preto e cacau. O chai indiano preto pode ser também elaborado com base em chá preto e misturas de especiarias, podendo conter gengibre, manjericão, cravo e raiz de chicória. Pode ser servido com leite.

Em outros chás mais tradicionais e mais usuais, dependendo da região onde são cultivados, muitos conhecidos em quase todo o planeta, são usadas as flores, as folhas e, muitas vezes, as raízes, como os chás de *camomila* e *erva doce*, que têm ação calmante, analgésica e anti-inflamatória. Os chás de *capim-limão* e *melissa*, indicados para gripes e resfriados, têm ação antitérmica, expectorante e analgésica. A eles podem ser acrescentadas flores de *calêndula* ou *hibisco*. Os chás de *boldo chileno* com *hortelã* e *carqueja*, para problemas digestivos, protegem a mucosa do estômago e são ótimos para serem tomados após as refeições. O chá de *Ginkgo Biloba* é uma espécie de chá verde, podendo ser colocados sabores como *bergamota, anis* ou *mirtilo*. O *ginkgo* tem sua origem na Ásia, é considerado o chá de rejuvenescimento, melhora a circulação cardiovascular, aumenta a vitalidade, melhora as funções mentais, a memória. É um chá indicado pelos geriatras para idosos com senilidade precoce, ou como preventivo anti-idade.

O chá de *ginseng* tem indicação como sendo energético, pode receber raspas de alguma fruta vermelha ou cítrica para dar sabor e aroma. É uma raiz com propriedades terapêuticas energéticas, sendo adotada na Ásia há milhares de anos, dá força, melhora o cansaço mental e físico, estimulando a memória. O chá de *romã* é considerado um chá terapêutico, ideal para problemas gastrointestinais, diarreia e problemas digestivos. Pode ser servido com frutas vermelhas adstringentes, como o *morango*, e *pétalas de rosas*. O *Chá Branco* está na moda, sendo indicado para prevenir o envelhecimento, aumentar a imunidade e, segundo alguns, emagrecer. É feito com folhas jovens e brotos da *Camellia sinensis*, e geralmente é cultivado com proteção especial contra a radiação solar, para prevenir a formação de clorofila. Existem pessoas que preferem chás mais frutosos, como o famoso *MMM* (*Morango, Manga e Mirtilo*), que são chás especiais para serem servidos com bolos e tortas doces, podendo ser colocados em separado, para quem quiser sofisticar o sabor, *cristais de gengibre* e *lascas de tangerina*. Também são muito apreciados, para serem servidos em confeitarias, junto com fatias generosas de tortas, os chás de *maçã, canela e pétalas de rosas*, podendo ainda acrescentar *anis* e *melissa*.

Lembrando que a maioria dos chás são servidos na forma de infusões, ou seja, a imersão de folhas, flores e frutas na água quente. Os ingleses denominam esta técnica de *Tisanes*, ou *Herbal Tea*, podendo ser preparada com frutas e flores *in natura*, ou mesmo secas e desidratadas. Pode-se fazer deliciosos chás, mantendo todo o seu potencial fluídico, colhendo diretamente de hortas e jardins comestíveis, e após lavando em água corrente, colocando em bules já com água quente e deixando em infusão por alguns minutos antes de servir. Algumas ervas que são ótimas para serem colhidas e irem direto para a infusão são: *erva-cidreira, jasmim, pétalas de rosas, hortelã, camomila, funcho, anis estrelado, folhas de salso-chorão, de limoeiro ou de laranjeira, de sabugueiro, de abacateiro*, e assim por diante.

Um *Blend* de um chá é uma mistura de diferentes ervas e flores, produzindo sabores diferenciados. É muito agradável realizar encontros para confraternizar e criar experiências aromáticas e gustativas através de composições criativas.

Não posso deixar de citar a infusão conhecida como *Chá dos Alquimistas, ou Chá do Mago Merlin*, que é uma mistura de *amoras ou framboesas, passas de uva e ameixa preta, hibiscos e anis estrelados*. Tudo colocado em uma bandeja, podendo ainda ser acrescentados *mirtilos frescos, morangos, folhas de salgueiro, alecrim, sálvia e hortelã*. Podendo ser adoçado com mel, este chá alquímico é muito aromático e saboroso, limpa o corpo e nutre a Alma. Também o chá aromático *Espanta energias negativas* é confeccionado com *gengibre, alecrim, manjericão, sálvia* e uma pitada de *pimenta preta*, sendo servido com *raspas de limão*. Encontrei, em uma casa de chás, um chá que compartilho com todos pela criatividade: *Chá para beijar muito*, feito com infusão de *hortelã, pimenta, alecrim e anis estrelado*, com *rodelas de limão* na xícara. Neste mesmo local, também descobri o *Chá da alegria*: *jasmim, flores e folhas, erva-cidreira, flores de lavanda e alecrim*, servido com cubinhos de chocolate. Coloca-se o cubinho na boca e toma-se um gole de chá, é uma delícia; no segundo gole, começamos a sorrir, e se continuarmos a beber, a risada é o que segue, com gostosas gargalhadas. Chá *espanta dores no corpo* e cansaço de gripes e friagens com infusão de *gengibre em lascas, cristais de menta, limão e mel*.

Alguns princípios farmacológicos ativos nas plantas, que são utilizados em forma de chás, e são retirados das folhas e de outras partes da planta, também vêm sendo utilizados na elaboração de medicamentos para medicina tanto alopática como homeopática. Um bom exemplo, bem conhecido de todos, é o *AAS* (ácido acetilsalicílico), presente em grandes quantidades na casca do salgueiro, que ainda hoje é utilizado para fazer chás para tratar febres e dores. Esta árvore deu origem à famosa aspirina, desenvolvida pela empresa alemã Bayer no século passado. Até hoje, continua sendo um dos medicamentos alopáticos mais receitados do mundo.

Muitos chás de sabedoria popular e conhecimento milenar ainda hoje servem para a confecção de infusões medicamentosas, como: ipê roxo, para tratamento de câncer, controla alergias, asma e infecções. As ramas com folhas de quebra-pedra são muito eficazes contra cálculos renais, reduzindo o calibre dos mesmos. Para diabetes, a pata-de-vaca, principalmente para diabetes II, casca de maracujá seca e triturada, colocada em infusão, e chás de casca de nozes, para diabetes e colesterol. Para problemas estomacais e hepáticos, chás de picão e losna, bochechos com chá de losna melhoram aftas. Os chás de flor de calêndula são ótimos para gripes e também como cicatrizantes e antissépticos, sua infusão é maravilhosa para alergias, doenças de pele, coceiras, erupções e picadas de insetos. As Aloes Vera, também conhecidas por Babosa, vêm sendo indicadas em todo o mundo em chás e garrafadas, com mel e conhaque, para tratamentos desde o câncer, até problemas crônicos degenerativos, como psoríase, doenças estomacais, rinites e sinusites; enfim, é uma planta que, com suas substâncias ativas, eleva a imunidade. As folhas de goiabeira, ou de pitangueira, ou as romãs, são muito indicadas para tratamento de diarreia. Das plantas e ervas indicadas como calmantes (por exemplo, maracujá, erva-cidreira, capim-limão) são extraídos ativos para a elaboração de medicamentos. As folhas de Ginkgo Biloba, usadas em chás para rejuvenescimento, têm em sua composição ativos que potencializam o metabolismo celular, evitando isquemias ou derrames, por serem excelentes ativadores da microcirculação cardiovascular. Como medicamento, o Ginkgo-Biloba é vendido em todo o mundo, com preços bastante altos, devido à sua raridade ainda como planta.

7.4 – Teimancia

Não poderia encerrar o capítulo sobre chás sem falar de um tema que muito me encanta: a *Teimancia*, uma técnica de leitura das figuras formadas pelas folhas de chá nas paredes internas e no fundo de uma xícara após se ter ingerido o chá. Esta técnica tem origem na China antiga, quando os imperadores e os demais membros da corte utilizavam a leitura das folhas de chá para prever o futuro. Esta prática difundiu-se na Turquia, na Rússia e, posteriormente, na Europa, e muitos dizem que, nesses países, foi adaptada pelos ciganos em seus trabalhos de adivinhação, quando interpretavam uma série de imagens que aparecem nas borras do chá. Supostamente, quanto mais perto da borda estiver a imagem, mais perto ela está de acontecer. Os detalhes do método para ler as folhas de chá variam de local para local, mas a base é esta: deve ser escolhido um chá, de preferência preto, com folhas soltas e talos, sem coar, que será servido em xícaras especiais de boca mais larga e fundo claro; após a ingestão, deve restar mais ou menos um terço do líquido, com as folhas no fundo. Com uma colherinha, são dadas duas voltas para a direita, depois uma para a esquerda, e então se deixa as folhas e os resíduos decantarem suavemente no fundo da xícara. O especialista em leitura através da Teimancia, sem mexer mais na xícara, examina os desenhos que se formaram no fundo e nos lados e, a partir das indicações norte, sul, leste e oeste, onde ficaram os maiores depósitos de resíduos, irá intuitivamente lendo e interpretando o significado e a mensagem das figuras que se formaram.

Depois de tudo que vimos sobre os rituais de chá, volto a perguntar: "Vamos tomar um chá com todo o *glamour* que merecemos?".

CAPÍTULO 8
Aerofluidofitoterapia

Reconheçam o que é visível e o que está oculto ficará claro.
(Gregg Braden)

Um dos fluidos mais delicados e que penetram profundamente em nossos sentidos, desde o mais físico até as esferas mais sutis, é o aroma. Pelos seus ativos e frequências vibracionais intrínsecas, todo ser do Mundo Vegetal possui características físico-químicas que personalizam seus aromas. Cada folha, flor, caule, tronco e raízes tem odores específicos, em maior ou menor intensidade, que são exalados no momento em que os tocamos, aspiramos ou mesmo maceramos. O que sentimos em forma de aroma, de qualquer uma dessas partes da planta, é considerado como sua parte essencial, sua parte mais sutil e fluídica. Depois deste efeito sutil do aroma, uma vibração mais fluídica ainda pode se manifestar através das frequências dos florais, com suas vibrações específicas.

A frase de Greg "*Reconheçam o que é visível*", no caso dos vegetais, sua parte física (flores, folhas, caule e raízes), "*e o que está oculto ficará claro*" explica-se através dos aromas, que são sentidos e percebidos na forma de ondas vibracionais de perfume.

8.1 - Infusão aromática

Há muito tempo os fluidos aromáticos fitoterápicos são utilizados e adotados em terapias de cura, para melhorar os odores do ambiente, na forma de óleos essenciais, infusões, incensos, *sprays* e defumações. Todos de alguma forma sendo espargidos no ar, por isso a denominação aerofluidofitoterapia.

Ao falar de infusão aromática, seria bom entender de forma genérica o sistema olfativo, um de nossos sentidos em que um único odor pode desencadear diferentes memórias, podendo ser de momentos emocionais positivos ou negativos – o cheiro de terra molhada após a chuva, o perfume de um jardim, o aroma de um alimento que achamos gostoso e tantos outros.

Muitos cheiros nos transportam para cenas e situações vivenciadas no passado, daí a importância de se ter conhecimento desta parte sensorial que leva imediatamente a conexões. Conforme a intensidade e a forma da lembrança – positiva ou negativa –, poderá estar vinculada a emoções que necessitarão ser trabalhadas, enfrentadas, curadas. Por isso, muitos terapeutas florais e aromaterapeutas, antes de iniciarem uma sessão em cabine, utilizando esses recursos, devem realizar uma entrevista detalhada com o paciente, reportando-se a aromas e sentimentos que o fazem vibrar e sentir emoções tristes ou felizes. A partir desses relatos, deve-se preparar o ambiente e programar a terapia, com o uso cuidadoso dos aromas a serem vivenciados e relembrados.

Por exemplo, o cheiro de rosas poderá trazer de volta para alguém imagens de momentos felizes de quando recebeu essas flores de uma pessoa que muito ama e, para outra, poderá trazer de volta o dia do velório de seu pai, em que o perfume das rosas estava muito forte e ativo. Duas situações diferentes para um mesmo aroma, daí o cuidado na seleção dos aromas a serem trabalhos terapeuticamente.

Tudo é vibração, tudo é feito de energia condensada, desde as energias mais densas até as mais sutis. Vivemos em um universo de vibrações e nossos corpos são constituídos de vibrações de energia que emanamos constantemente, e assim vamos interagindo e sendo influenciados pelas mesmas vibrações do entorno. Uma energia vibracional de um sentimento de medo ou raiva, ou de alegria e amor, irá sintonizar e plugar com as mesmas frequências vibracionais afins. Com isso, poderemos entender melhor nossas afinidades e sintonias com algumas plantas, seus aromas e fluidos de energia que emanam. A ciência já comprovou, através da física quântica, que estamos todos conectados e interagindo através de nossa vibração. Experimentações científicas demonstraram que nosso DNA muda com as frequências produzidas pelos nossos sentimentos e emoções, ou seja, vibrações. Isso ilustra esta forma de energia, que estabelece toda a conexão das sintonias e afinidades com determinados aromas de plantas e a rejeição a outros.

No Mundo dos Vegetais, a Aromaterapia é uma ciência em que 95% de seus trabalhos e pesquisas se reportam aos aromas das plantas. Em um passado recente, extraíam-se aromas até do mundo animal, prática hoje condenada e banida. Atualmente, as essências vegetais fazem parte do ramo das Aromaterapias, em que o *aroma* é a essência cheirosa extraída dos vegetais e a *terapia* é o tratamento, o cuidado, a arte e a ciência de usar essências, óleos e extratos das plantas em tratamentos, pois exercem influência sutil na mente e no corpo.

Sobre este maravilhoso tema, já está sendo preparado o nosso próximo livro desta coleção: *Alquimia de uma Jornada*, em que iremos nos deliciar e brincar com as energias sutis das cores através da cromoterapia, e aprender como se faz a união terapêutica desses fluidos de forma harmônica com a aromaterapia. Duas frequências vibracionais que, já vou adiantando, se unem e se completam, potencializando os trabalhos terapêuticos em cabine e na nossa vida cotidiana, através das essências perfumadas que elegemos para usar e conviver em nosso dia a dia e das cores que escolhemos, desde nossas vestimentas até os raios de luz e cor que permeiam os ambientes que frequentamos. Aguardem nosso livro *Cromoaromafluidoterapias*, em que aprenderemos a nos harmonizar através dos aromas e crescer em direção à Luz.

8.2 – Incensos, sprays e velas perfumadas

Incensos são misturas de ervas. Seus aromas específicos são compostos alquímicos de substâncias físicas e fluídicas que possuem a função básica de elevar vibracionalmente o ambiente e os seres que ali se encontram.

De repente, o mundo dos incensos começou a me intrigar, chamando atenção para um detalhe que não encontrava respostas: via incensos indicados para limpar, para afastar espíritos maus, para atrair amor, fortuna e felicidade. Os incensos para afastar coisas negativas, como os de arruda, guiné, mirra e sálvia, eram incensos que a maioria das pessoas quase nunca comprava, porém os de rosa, jasmim, alecrim e outras plantas eram adquiridos em maior quantidade. Busquei entender por que aconteciam essas preferências. Comecei conversando com frequentadores da umbanda, terapeutas holísticos, donas de casa, enfim, ficava de plantão em locais que vendiam incensos e, quando alguém se aproximava, eu os questionava do porquê da escolha desta ou daquela essência ou erva. Notei que as pessoas adquiriam o incenso de arruda quando estavam com algum problema grave e queriam afastar as energias negativas do ambiente e de suas vidas, mas a grande maioria levava muito mais essências de atração de alegria, felicidade ou fortuna. Observei também que, em muitas casas de umbanda, a queima de incensos e as defumações são realizadas primeiramente com as essências de limpeza e depois vêm as defumações consideradas de atração de coisas boas e positivas – estas mesmas pessoas, quando foram comprar incensos, deram preferência para os de atração e não de limpeza. Vi também que empresários e funcionários de uma empresa compravam incensos para leveza, alegria, abundância, atração de dinheiro, enfim, tudo relacionado ao psiquismo de intensão deste local, mas nunca adquiriam um incenso básico de limpeza das energias circundantes.

Virei uma *detetive* do mundo dos incensos, tabulando as preferências de aromas, os motivos e a quantidade em que cada incenso era vendido. Os confeccionados com lavanda, alecrim e jasmim eram os mais vendidos, seguidos pelos de rosas, cravo, citronela, gerânio, capim-limão e alguns outros, como eucalipto e erva-doce. Ficaram na classificação dos eventualmente procurados os de arruda, guiné, sálvia, mirra e alguns da família dos pinus, que as pessoas alegavam não adquiri-los porque lembravam muito limpeza. Com esses dados catalogados, num misto de ansiedade e curiosidade, e na tentativa de desvendar o mistério, apresentei os resultados para muitos. Entre risos e deboches, nada de conclusivo colhi.

Veio-me a intuição de pedir a alguns técnicos amigos que me enviassem as medidas das frequências vibracionais de cada planta citada, ao mesmo tempo em que busquei as mesmas informações com vários radiestesistas. De posse dos resultados, meu coração batia acelerado, ao tabular os dados enviados e constatar que: *todos os aromas das plantas mais rejeitadas, como arruda e outras, que só eram adquiridas eventualmente para limpezas e para reduzir energias negativas, eram essências que possuíam as frequências vibracionais em mais alto grau, vibrando em sintonias altíssimas, com as mesmas frequências do Amor da elevação espiritual. Os incensos mais vendidos e procurados eram os que vibravam na mesma frequência dos sentimentos de alegria, contentamento, entusiasmo.*

Os segundos mais procurados eram os que vibravam na frequência da abundância, sucesso, riquezas. Não que estes dois últimos resultados fossem ruins, com vibrações negativas, eles tinham uma frequência alta na escala das medidas frequenciais, mas não vibravam em altíssima, como a arruda e similares. Recebi dos radiestesistas resultados semelhantes, alguns idênticos.

Este foi um dia glorioso que vivi; durante a elaboração deste livro, sentia os acordes da *Ode à Alegria*, de Beethoven, tamanha era minha felicidade com a descoberta. Por meio desses elementos, pude concluir em minhas investigações e buscas que: os aromas que vibram em frequências altíssimas, em sintonia com as vibrações de Amor, realmente afastam todas as energias negativas, densas e, *eureca!*, inclusive nós, seres humanos, que ainda não somos santos, e muitas vezes não sintonizamos, nem estamos vibrando nestas frequências altas. Sentimos que estas vibrações aromáticas das plantas, ao adentrarem por nossas narinas, vão preenchendo nosso ser de frequências mais altas, estabelecendo um contraste de campos energéticos, do nosso mais denso e negativo, com as vibrações mais sutis e amorosas de limpeza de nossos fluidos mais densos. E mais, se nos desarmarmos e entregarmos, deixando os aromas inundarem o ambiente e nosso corpo vibracional mais denso, vamos plugando estas frequências mais altas e, assim, estabelecendo mudanças energéticas de vibrações, fazendo a limpeza, eliminando energias mais baixas em ondas longas, agora sintonizando frequências altas, vibrando em ondas curtas, ou seja, as mesmas vibrações do Amor.

Dei-me conta, também, de que muitos seres estão tão carregados energeticamente de vibrações mais densas que não suportam, não gostam, não se sentem bem, rejeitam, tossem, afogam-se com os aromas destes seres vegetais iluminados e amorosos. Por isso, recomendo que, mesmo não gostando, não sendo o aroma de sua preferência, entreguem-se, deixem fluir, é importante que se efetuem estas trocas vibracionais energéticas e a consequente limpeza e reposição das energias positivas e benéficas.

Esta reposição pode ficar por conta dos aromas de atração, como os do alecrim, jasmim e outras flores que possuem vibrações semelhantes aos sentimentos de alegria, contentamento, entusiasmo, sucesso, abundância, pois as pessoas querem isso para suas vidas, almejam estar e sentir-se bem e felizes, então, este é o momento de sintonizar com muito prazer, deliciando-se com estes aromas.

Encerro, então, a nova profissão que assumi provisoriamente, ao escrever estas páginas: a de detetive vibracional dos vegetais, ainda feliz e surpresa com os resultados da investigação, em que os bandidos rejeitados, na verdade, eram os heróis da história, um belo tema para um próximo romance...

Sigamos falando um pouco mais sobre os incensos. Eles podem ser usados em casas residenciais, estabelecimentos comerciais, com fins religiosos, em cabines de terapias, e em sua maioria são confeccionados com óleos essenciais, tendo muitas fórmulas, modos de fazer e composições especiais e diferenciadas. Os incensos liberam seus aromas, quando em contato com fogo, queimando lentamente em forma de brasa incandescente, seu aroma expandindo-se junto com a fumaça perfumada que vai envolvendo todo o ambiente.

Todos os incensos são fabricados a partir de um ou mais vegetais. Deve-se ter o cuidado de observar sua indicação terapêutica, que frequência vibracional possui e o que se quer atingir ao acender aquele incenso, ou seja, acender um incenso conectando-se com uma intenção, e esta pode ainda ser potencializada com as vibrações de uma oração.

É importante ainda salientar que o uso de um incenso deverá ser sempre *antes* de se iniciar uma atividade, como para limpar e/ou preparar as energias que se quer trabalhar no local, e nunca permanecer com o incenso aceso *durante*, sob pena de as pessoas sentirem-se sufocadas, com dores de cabeça. Notem bem, o incenso irá trabalhar primeiramente os *ambientes* e não as pessoas, portanto, não se justifica continuar a queimar incensos durante uma terapia ou local de trabalho. Lembrando que essas indicações e orientações não se referem ao uso de incensos para rituais religiosos e cerimônias místicas.

Uma pesquisa foi feita e concluiu que a fumaça resultante do incenso se mostrou com elementos de toxicidade. Essas toxinas estão relacionadas a queimar um incenso todos os dias e a pessoa permanecer no local, inalando na fumaça o benzeno, que é uma substância cancerígena e altamente prejudicial aos pulmões; para se ter uma ideia, a mesma quantidade de benzeno contida na fumaça de três cigarros ocorre em maior ou menor proporção conforme o tamanho do local onde os incensos forem acesos.

Existem, ainda, dentro da aromaterapia com extratos vegetais, os preparados hidroalcoólicos ou somente óleos, com essências específicas, para uso de aromafitoterapia em terapias ou para perfumar ambientes, sejam residenciais ou de trabalho. Podem ser na forma de *sprays*, que são espargidos no ar, usados em difusores elétricos ou *réchauds* com velas ou outra forma de aquecer os óleos essenciais que irão evaporar e se diluir pelo ambiente com agradáveis sensações que só os aromas podem despertar. Esses aromas, ao serem aplicados e borrifados, podem ter como objetivo relaxar, energizar, acalmar, reduzir medos, ansiedades, realizar limpezas energéticas, despertar alegria e contentamento, auxiliar a conectar com ideias de fartura e abundância.

Ainda nos aromas das essências vegetais, teremos que citar a magia das velas aromáticas, que só com o simples ato de acendê-las e seu aroma se espargir no ambiente já nos sentimos em um clima diferenciado, com a energia da chama do fogo criando um ambiente místico, romântico, espiritual e aromatizado.

Cada vez mais vem-se adotando, através das velas aromáticas, a terapia do ambiente, com manutenção de uma vibração condizente com o aroma escolhido; o calor das velas evaporando os aromas desempenha uma poderosa ação, seja no campo do romantismo, da religiosidade ou da magia, atuando como um potencializador energético e vibratório em todo o ambiente.

Nas crenças mais transcendentais, a magia de uma vela e seus aromas projetam e captam as energias mais sutis, abrindo portais, criando passagens e comunicações com outras dimensões, esferas de luz e outros níveis vibratórios. Desta forma, neste ambiente, podem ser estabelecidas trocas energéticas sutis e positivas. Portanto, ao se acender uma vela aromática (por exemplo, uma vela de lavanda), vamos potencializar a entrega e o relaxamento para uma meditação, em que a própria visualização da chama da vela irá agir de forma hipnótica, reduzindo a loucura de nossos pensamentos sem fim, sendo uma valiosa ferramenta para quem trabalha com energias superiores. Lembrando, ainda, que os diferentes aromas e cores das velas apresentam finalidades energéticas próprias, que geralmente vêm descritas em seus rótulos, e muitas vezes com sugestões de rituais específicos.

Através das essências dos vegetais, com seus fluidos, perfumes, aromas e formas diferenciadas de trabalhar, atuando junto com o imenso número de combinações e potenciais que nossos receptores de células olfativas nos proporcionam, e a partir da percepção através do olfato, vamos formar a base de nossa habilidade de distinguir e formar memórias olfativas de mais de dez mil diferentes origens de odores. A Aromaterapia é realmente uma arte, aliada ao fato de atuar como potencializador energético de todas as vibrações positivas disponíveis e aromáticas.

Como muito bem afirmava Gregg Braden, "somos seres espirituais e não seres feitos de matéria". Vimos que nosso DNA muda com as frequências que produzem nossos sentimentos, e que as frequências energéticas mais altas, que são as do Amor, impactam no ambiente de uma forma material, produzindo transformações não só em nosso DNA, mas em todo o ambiente. Quanto mais Amor deixarmos fluir por nossos corpos, mais adaptados estaremos para enfrentar o que possa acontecer em nossas vidas. Podemos conduzir todo o nosso planeta, mediante nossos pensamentos positivos em conjunto, para o melhor futuro possível.

Como seres espirituais, neste momento habitando um corpo de matéria, estamos aprendendo que a nossa evolução e a nossa passagem para outras dimensões ou para esferas mais sutis passa pelas vibrações de amor; e nada mais natural e factível do que buscar interagir e usufruir das benesses que o Mundo Vegetal amorosamente nos oferece, metamorfoseando-se com nossos corpos, no momento em que ingerimos alimentação vegetariana, chás ou inalamos seus aromas através de incensos e defumações. É desta forma que os seres vegetais se oferecem e nos auxiliam nesta passagem vibracional para esferas mais sutis.

CAPÍTULO 9
Adoção de plantas na ambientação de espaços

Abrimos este capítulo com uma história muito conhecida nos contos populares indianos. Um carregador de água levava dois potes grandes pendurados em uma vara, a qual ele equilibrava em seus ombros. Um dos potes tinha uma rachadura, enquanto o outro era perfeito e sempre chegava cheio de água no fim da longa jornada entre o poço e a casa de seu patrão. O pote rachado chegava apenas com metade da água.

Foi assim por dois anos. Diariamente, o carregador entregava um pote e meio de água na casa de seu patrão. O pote perfeito estava orgulhoso de suas realizações. Já o pote rachado estava envergonhado de sua imperfeição, sentindo-se miserável por ser capaz de realizar apenas a metade do que havia sido designado a fazer.

Após perceber que por dois anos havia sido uma falha amarga, um dia, à beira do poço, o pote falou para o homem:

– Estou envergonhado, quero pedir-lhe desculpas.

– Por quê? De que você está envergonhado? – perguntou o homem.

– Nesses dois anos, eu fui capaz de entregar apenas metade da minha carga, porque essa rachadura faz com que a água vaze por todo o caminho até a casa de seu senhor. Por causa do meu defeito, você faz todo esse trabalho e não ganha o salário completo dos seus esforços – disse o pote.

O homem, com compaixão, falou:

– Quando retornarmos para a casa do meu senhor, quero que percebas as flores que existem ao longo do caminho.

Enquanto eles subiam a montanha, o velho pote rachado notou lindas e exuberantes flores selvagens ao lado do caminho, e isso o animou. Mesmo assim, ao fim da estrada, o pote ainda se sentia mal porque tinha vazado a metade, e de novo pediu desculpas ao homem por sua falha. Disse o homem ao pote:

– Você notou que só havia flores no seu lado do caminho? Notou ainda que, a cada dia, enquanto voltávamos do poço, você as regava? Por dois anos eu pude colher estas lindas flores para ornamentar a mesa do meu senhor. Sem você ser do jeito que você é, ele não poderia ter essa energia e beleza para dar graça à sua casa, mudando sua vibração através da frequência amorosa e energética das flores. O ato de eu lhe levar flores foi mudando positivamente sua vida familiar, e ele, agradecido pela mudança que ocorreu em sua casa e sua vida, me recompensa regiamente em troca das flores energeticamente lindas que lhe entrego ao final do dia.

Com esta linda e sábia história, podemos demonstrar a importância da adoção de plantas e flores num ambiente familiar ou de trabalho, além de tantos outros aprendizados. A simples presença destes seres amorosos vibrando em sintonia com esferas altas, através de sua beleza, cores e aromas, desperta sentimentos mais elevados e que vão aos poucos sutilizando as emoções e sentimentos no local onde se encontram.

Vamos agora a um fato verídico para ilustrar a importância de inserirmos o Mundo dos Vegetais numa decoração de ambientes. Desta vez, é a história de um decorador de ambientes que foi contratado para realizar a ambientação de um grande *hall* de entrada de um hotel de luxo, com carta branca para comprar e escolher o que sentisse ser o melhor para este trabalho. Buscou em lojas especializadas de materiais nobres para decorações de ambientes requintados, escolheu peças com metais nobres como cobre e aço escovado, luminárias exóticas e caras, mármores e vidros ricamente trabalhados, estátuas com lindos contornos esculpidas com muita harmonia e bom gosto, móveis forrados com tecidos finos e delicados, entre outras peças que selecionou com cuidado e atenção. Foi trazendo e distribuindo tudo no ambiente, atraindo olhares de admiração pelo luxo e requinte que cada peça despertava.

Quando deu por finalizado seu trabalho, chamou o empreendedor que o havia contratado, vindo junto sua esposa e filhas. Sentiu de imediato que algo não estava bem, pois, logo após uma rápida olhada, a senhora falou com as filhas e cochichou ao marido, que deu o seguinte veredicto: "Tudo está bem, mas não está ótimo, está faltando algo, voltaremos amanhã à tarde, para teres oportunidade de corrigir o visual e colocar o que falta". O decorador, desesperado, afundou em uma luxuosa poltrona, quando sentiu um toque em seu ombro. Era o porteiro do hotel, que, com muita humildade e timidez, perguntou se poderia ajudar. Quando nada é visualizado no fundo do poço, a oferta de um auxílio sempre é bem recebida. Trabalharam juntos até altas horas da noite, era um ir e vir intenso e cheio de exclamações de alegria exaltando a beleza do que estava sendo trazido para complementar a ambientação do espaço.

O mesmo afã estendeu-se por toda a manhã seguinte. Ao final da tarde, tudo estava pronto, agora restava a ansiosa expectativa da volta do senhor e sua esposa com as filhas. Como pôde este decorador concluir esta história com um final feliz e apoteótico? Apenas com a colocação de lindas e elegantes palmeiras imperiais e bambus mossô vindos da Ásia, cultivados em grandes e imponentes vasos de porcelana branca; entre eles, crisântemos e roseiras com pétalas em tons suaves do branco ao pastel; em outro recanto, junto às luxuosas luminárias, a luz foi redirecionada de forma a projetar-se sobre uma ramada de glicínias lilases e jasmins perfumados, iluminando de forma mágica e misteriosa. No outro lado do salão, ao fundo, um gazebo com colunas de mármore claro em estilo jônico, tendo sido colocada uma armação com estrutura de cobre, e pendurados com cuidado e bom gosto vários exemplares de orquídeas, despertando a vontade de aproximar-se, sentar em um banco de madeira esculpido e curtir a beleza e raridade das flores. Toda a vegetação ali colocada, com suas características de energia vital exuberante, foi o que deu um toque de vida, com energias amorosas e transmutadoras, num ambiente lindo, requintado, mas frio. Agora se ouviam exclamações de alegria, entusiasmo e uma vibração amorosa, como um convite a permanecer e ficar compartilhando do ambiente lindo e aconchegante.

9.1 – Decoração e paisagismo através do cultivo de plantas

Considero um privilégio algumas pessoas se permitirem, ou escolherem para suas vidas e *hobby*, cuidar de plantas, ter jardins e espaços externos muito bem arranjados, preparados e cultivados, com uma profusão de flores e outras plantas que chamam atenção pelo formato, colorido e disposição em forma de arbustos ou árvores ornamentais. Nesses espaços, podem ser colocadas pequenas fontes com plantas aquáticas, peixes, tartarugas e sapos. Por entre alamedas e trilhas, podem ser dispostos bancos de madeira ou pedra, convidando a simplesmente desfrutar das energias vibracionais que um espaço assim proporciona.

Quem teve a oportunidade de ver o filme de James Redfield, *A Profecia Celestina*, vai lembrar a linda cena na mata amazônica, no Peru, com um grupo de pessoas cultivando, cuidando ou simplesmente *dando atenção* a uma plantinha. Esta última situação tocou-me muito, pelas trocas que se estabelecem entre o indivíduo e o vegetal, seguindo-se a cena de vidência da aura luminosa de um arbusto. Existem outros filmes que nos emocionam e despertam a consciência para a importância e os benefícios que um jardim proporciona, como *O Jardim Secreto*, que conta a história de uma menina que, ao ficar órfã, vai morar com o tio que tem um jardim abandonado. Também o filme *Muito Além do Jardim*, com Shirley MacLaine, é uma poesia de beleza e ternura, e minha interpretação para o desenrolar surpreendente da história está ligada à sutil convivência do jardineiro com as plantas, desenvolvendo o hábito de pouco ou quase nada falar, sendo a observação silenciosa o seu maior valor. Estes e outros filmes nos levam a repensar nossa postura de nos enclausurarmos em arranha-céus, longe do contato amoroso e benéfico do Mundo Vegetal.

A cada dia mais pessoas estão despertando para a energia que flui através das trocas vibracionais que se estabelecem com as plantas. No Japão, já existem grupos de agricultores voltados a uma consciência ecológica que propõem uma nova forma de comunicar-se e interagir com o Mundo Vegetal, através de uma comunicação extrassensorial, ou mesmo espiritual, de alma para alma. O resultado é uma incrível produção de flores, frutos e árvores amorosas e frondosas.

Nunca esquecerei uma vivência em um grupo de estudos sobre a *Arte de viver em Paz*, de Pierre Weil. Quando o grupo foi questionado sobre o que mais os sensibilizava, as respostas eram variadas: o nascimento de uma criança, o amor entre duas pessoas, o perdão, e assim por diante. Quando chegou a vez de meu marido, ele surpreendeu a todos, quando, emocionado, explicou que uma coisa que muito o sensibilizava era um pé de alface. Como assim, "um pé de alface"? Ele, com tranquilidade, explicou: "Só quem já semeou, cuidou, viu crescer e colheu um pé de alface é que saberá avaliar o sentimento de amor, respeito e gratidão que ele desperta".

Este sentimento de envolver-se na semeadura, cuidados e colheita de uma planta desperta uma sensibilidade diferenciada, com muita ternura e emoções positivas.

9.2 – Criando um Jardim dos Sentidos

Para ilustrar a beleza e a importância de um Jardim dos sentidos, contarei a história de Jonas.

Jonas aposentou-se e foi morar em uma casa de três andares, com muitos quartos e ambientes muito bem decorados, com bom gosto e requinte, todos conectados por escadas de madeiras nobres, em caracol. A casa foi construída afastada da calçada de entrada, ficando ao fundo, pois, na frente, vinha sendo cuidado e cultivado por vários anos um lindo jardim, com flores, ervas medicinais e algumas árvores para sombra e proteção dos ventos.

Com a idade avançando, Jonas começou a ter dificuldade em mover-se e usufruir de tudo que havia construído com muito esforço e dedicação. Não podia mais descer ao jardim, por causa da cadeira de rodas. Dependente de tudo e de todos, ficava horas olhando através da vidraça seu jardim secando e muitas plantas morrendo por falta de água, adubos e cuidados. Jonas muitas vezes questionava se seria ele ou seu jardim que morreria primeiro. Lembrava do que lera em um livro, e que ficara marcado em sua memória: *"Sempre é preciso saber quando uma etapa chega ao final. Se insistirmos em permanecer nela mais do que o tempo necessário, perdemos a alegria e o sentido das outras etapas que precisamos viver"*. As outras etapas que Jonas poderia ainda viver significavam adequar sua vida a tudo que amava e curtia dentro de sua nova situação.

Jonas não hesitou mais, vendeu a casa, desapegando-se do jardim, e com a ajuda de um arquiteto construiu uma casa de um piso, adaptada para idosos e cadeirantes, com um jardim e horta suspensos, todo construído sobre pedestais de cimento, à altura de suas mãos, assim ele poderia voltar a cuidar de suas amadas plantinhas. A casa tinha, inclusive, rampas que o levavam direto ao jardim, estando perfeitamente adaptada à nova fase de vida de Jonas.

Jonas também contratou um vizinho, que estava desempregado, para auxiliar a cuidar de seu jardim. Assim, viveu a segunda fase da sua citação preferida: *"Feche a porta, mude o disco, limpe a casa, sacuda a poeira. Desapegar-se é renovar votos de esperança em si mesmo, é dar-se uma nova oportunidade de construir uma nova história melhor. Liberte-se de tudo aquilo que não tem lhe feito bem"*. Seguindo essas palavras, Jonas foi criando um lindo jardim sensorial ou jardim dos sentidos, que, com o passar do tempo, começou a ser compartilhado por todas as crianças e outros idosos da vizinhança, que vinham ajudar e usufruir deste local mágico.

Logo o jardim chamou a atenção de um professor de biologia da Universidade, que tinha um antigo projeto: um espaço de cultivo de plantas, com muitas flores e ervas medicinais, para pessoas portadoras de deficiências visuais, auditivas ou físicas. Seria uma forma de amenizar as dificuldades específicas de cada um, proporcionando ao mesmo tempo contato direto com a natureza.

Para a alegria de Jonas, com a ajuda de mais pessoas que aderiram ao projeto, foi comprado o terreno ao lado de sua casa, sendo construídos mais canteiros suspensos a uma altura e espaços predeterminados, possibilitando a passagem de cadeirantes, deficientes visuais e idosos com dificuldades de locomoção ou de abaixar-se para cuidar das plantinhas, sendo preservado o livre acesso a todos que quisessem tocar, sentir, cheirar ou cuidar das flores e ervas com facilidade e conforto. Logo este espaço começou a ganhar independência, com a venda de ervas e outros insumos orgânicos (manjericão, salsinha, coentro, alecrim, cebolinha, manjericão, gengibre, camomila, sálvia, hortelã, babosa, dentre outros) para restaurantes especializados. Uma linda estufa para cultivo e venda de flores ornamentais foi construída, com orquídeas, gerânios, crisântemos, roseiras, jasmins, camélias e azaleias, entre outras, e elas tinham uma regra: só poderiam ser comercializadas em potes com terra, nunca sendo colhidas em forma de ramalhetes para serem colocados em vasos de água.

No dia em que nosso amigo Jonas ia completar 95 anos, o grupo do jardim sensorial preparou uma surpresa. Construíram uma linda fonte com um pequeno lago para completar o sentido da audição, com os sons da queda d'água sobre as pedras somando-se ao cântico dos pássaros, que aumentaram em profusão. Os que prepararam a surpresa, na verdade, foram surpreendidos, quando Jonas, sendo trazido pelas alamedas de flores, de repente parou sua cadeira de rodas e, apoiando-se em uma bengala, levantou-se e veio caminhando até a fonte. Emocionado e emocionando a todos, Jonas declarou: "Se quero estar aqui junto a este paraíso quando completar 100 anos, tenho que começar a me exercitar e colocar minhas pernas para trabalhar".

Só quem cultiva um jardim sabe o que é esta emoção, um sentimento que brota lá do fundo do coração e vai crescendo sob os cuidados e trocas de vibrações de muito Amor.

CAPÍTULO 10
Florestaterapia:
uma nova proposta

10.1 – Psicoterapia sensitiva através da imersão na floresta

Certa vez, após uma série estafante de palestras em um congresso, fui convidada para jantar na residência de um dos organizadores do evento. A vontade de recusar e voltar ao hotel, vencida pelo cansaço, foi imediatamente abandonada ao ouvir: "Nossos filhos são *experts* em botânica, adoram estudar o Mundo dos Vegetais, e gostaríamos que os conhecesse e conversasse com eles". E lá estava eu, diante de dois pré-adolescentes de 9 e 11 anos, que logo me levaram para sua sala de estudos. Eles ligaram um computador que acessava de imediato uma tela enorme projetada na parede e, por mais de uma hora, enquanto aguardávamos o jantar, os dois apresentaram suas pesquisas e descobertas sobre o mundo das plantas. Fiquei positivamente impressionada e surpresa com a capacidade cognitiva destes dois meninos, que conheciam tudo sobre o mundo vegetal. Vi imagens incríveis da anatomia dos vegetais, sua fisiologia, eles entraram inclusive no campo do sutil da aura das plantas, mostrando-me uma série de fotos Kirllian com imagens de luz e cores lindíssimas.

Após vislumbrar toda aquela maravilha, pedi que desligassem o telão e conversássemos um pouco sobre suas experiências pessoais com o Mundo Vegetal, iniciando pela pergunta clássica: que matas e florestas vocês já conheceram e exploraram? Eles me responderam que conheciam todas as famosas florestas do mundo que já tinham sido filmadas e fotografadas, mas que, pessoalmente, nunca haviam ido a uma floresta. As maiores árvores com que tinham tido contato eram as dos parques a que foram raras vezes com os pais, professores universitários e cientistas, que um dia tiveram tempo de levá-los. Fiquei chocada. Como aqueles dois meninos, amantes do Mundo Vegetal, nunca tiveram contato com uma floresta, nunca haviam entrado em uma mata? As flores que conheciam eram as do jardim do condomínio e as da entrada da escola, além dos muitos buquês que a mãe, como palestrante internacional, ganhava e trazia para casa.

No jantar, com todos reunidos à mesa, comecei a falar do que era realmente entrar em contato com a energia de uma floresta, tocar nas árvores e as reconhecer pelo seu nome e classificação, sentir o perfume de muitas flores e ervas nativas, caminhar por trilhas, sentir a brisa suave e perceber a beleza dos raios de luz sendo filtrados por entre os ramos mais altos na mata; quem sabe, ainda ter a oportunidade de colher e saborear algumas frutas silvestres. Neste momento, fui ajudada pelos dois pequenos botânicos a citar algumas destas árvores nativas, que possuem frutos deliciosos. Meu entusiasmo foi além, falei da troca de energias vibracionais entre nós e as árvores, sobre abraçar e sentir a amorosidade delas, estabelecendo trocas fluídicas de amor e quiçá de curas. Os pais, que antes acreditavam ser comum que seus filhos nunca tivessem tido este importante contato, ficaram sensibilizados com meu relato. Prometeram aos meninos, nas próximas férias, ao invés de viagens de avião ou navios a lugares turísticos, que iriam acampar em uma floresta para que todos tivessem a oportunidade de usufruírem de tudo que desconheciam no Mundo dos Vegetais, do seu contato e vivências diretas com a natureza.

Os pais realmente cumpriram a promessa. Recebi com muita alegria o relato dos meninos de tudo que conheceram e desfrutaram no contato direto com a floresta – suas luzes e sombras ao entardecer, seus sons à noite, o perfume que exala junto aos raios do sol que é filtrado por entre as copas das árvores, o contato direto com as imensas árvores, abraçando-as e sentindo a rugosidade de seus troncos. Um dos meninos, ao telefone, cheio de entusiasmo, falou: "Nós não conhecíamos realmente nada sobre as florestas, ver em filmes e fotos é nada, conhecer uma floresta é o que nós fizemos, entramos, caminhamos, acampamos, tomamos banho de cachoeira, dormimos embaixo de suas árvores. Descobri que amo as matas e que, quando crescer, quero ser guarda florestal, para proteger as florestas e estar sempre perto das árvores".

Parece um relato um pouco piegas e pueril, mas quando conto esta história, muitos, envergonhados, afirmam nunca ter entrado em uma floresta, ou então ter tido esse contato apenas quando criança, ou mal se recordam de quando isso aconteceu. Com isso, tenho me dado conta de que essa falta de contato com a natureza é algo bem mais comum do que eu pensava.

Vejam bem, passear de carro nas estradas, ao lado de uma floresta, não é conhecer nem conviver, tampouco é o mesmo que entrar e interagir com tudo que ela pode nos proporcionar. Sentir a atmosfera da floresta, pisar em seu tapete de folhas e flores, caminhar por entre as árvores, inalar aromas diferentes vindos com a brisa suave, extasiar-se com a imensa gama de tons de verde em um mesmo local, perceber os raios de sol que, ao serem filtrados por entre as copas das árvores **frondosas, transformam** o ambiente em pura magia de luz e cores com brilhos especiais, onde muitas vezes formam efeitos especiais de bolas de luz, que passeiam frente aos nossos olhos, enfim, só é possível viver essa imensidão de sensações dentro de uma floresta.

É esta magia e toda esta energia, muito forte e especial, que vou agora desenvolver e compartilhar com todos – uma ideia de terapias na floresta ou Florestaterapia, que já vem há muitos anos me acompanhando. Tudo começou a partir da observação de pessoas que, após saírem de um passeio na mata, sentiam-se muitas vezes cansadas, exauridas pelo esforço da caminhada, mas sempre sorridentes, felizes, soltas, com uma alegria contagiante, quase infantil, muitos tomados de uma vitalidade diferente da que apresentavam ao começarem o passeio. Inclusive, muitas pessoas que não queriam ir, que não queriam caminhar, que tinham medo de animais, demonstravam, durante o trajeto, certa curiosidade em ver, enfrentar e passar perto dos mesmos.

Ao entrarmos em uma mata, o ambiente nos leva a um despertar de sentimentos diferenciados dos que apresentamos no cotidiano. O apelo visual, lindo e natural, nos desperta sentimentos de comunhão com a natureza, trazendo, do mais fundo de nosso ser, sentimentos de leveza, êxtase, reverência e gratidão. Muitos ficam cheios de coragem e, afoitos, vão na frente, como se desafiassem a si mesmos, em sua capacidade de enfrentamento. Outros se quedam mais atrás, observando, como borboletas pousando em cada flor e arbusto verdejante e belo, sensibilizando-se com tudo que a mãe natureza em uma floresta pode oferecer. Outros, ainda, tornam-se falantes, excitados, com uma alegria indescritível, falam alto, soltam gritinhos de contentamento. Ao contrário, algumas pessoas emudecem, silenciam, caminham como se estivessem entrando em um local sagrado, reverenciando a tudo que encontram pela frente, árvores, arbustos, raios de sol e nuvens que espiam por entre os ramos das árvores, buscando ver o que está acontecendo no interior da floresta. Quando estes passeios são acompanhados por crianças, ou por espíritos mais soltos e conectados, muitos relatam ver seres por entre árvores e arbustos, espiando, acenando ou mesmo fugindo apressados, pela entrada de visitantes estranhos ao seu cotidiano natural. Seres estes que poderíamos denominar de Devas, Gnomos, Fadas e outros seres de universos paralelos que interagem e vivem junto ao nosso mundo. Para vê-los, basta ter olhos e um coração aberto para conexões, sem racionalizar com julgamentos de dúvida e comprovações, simplesmente entregar-se.

Há alguns anos venho testando a mim e a algumas pessoas que acompanho em trilhas pelas florestas, observando e desenvolvendo um material de apoio a quem se interessar por esta técnica que denominei Florestaterapia ou Florestafluidoterapia, pois foi através do fluido energético que emana desses locais, e de suas benesses, que consegui observar, pesquisar e desenvolver esta técnica. Falando em pesquisar, busquei mais material para complementar o que eu estava estudando, e a única referência que encontrei foi uma técnica desenvolvida no Japão, denominada Banho de Floresta, o "shinrin-yoku".

Segundo pesquisas de controle das pessoas que passeiam por florestas, foram relatados fortalecimento do sistema imunológico e equilíbrio da pressão sanguínea, entre outros benefícios em nível físico, como melhora de dores e articulações e frequência respiratória mais calma. Esta pesquisa no Japão descreve também a diminuição de sentimentos negativos, como medo, mágoa e raiva, e aumento de sentimentos positivos, como alegria, contentamento, coragem e amor.

Nenhuma metodologia terapêutica vai além dos cuidados básicos, como: algumas advertências de cuidados com o tipo de calçado para realizar as trilhas; o que levar, como água e lanches leves; cuidados com o lixo; não fazer fogueiras; não retirar plantas; não molestar os animais do local; levar repelente natural; portar um agasalho, pois no interior da mata pode refrescar, ainda mais se for mais sombreada e fechada, com árvores frondosas, ou próximo a córregos e cachoeiras; levar uma manta para sentar, relaxar e observar tudo com mais tranquilidade; nunca sair das trilhas para não se perder, o que é mais comum do que se pensa. Quem não conhece o local e não está acostumado a entrar em florestas, perde-se com muita facilidade, e o que seria um prazer pode se tornar uma tortura e susto, por isso recomenda-se levar também relógio, para cuidar o tempo e não ficar até o entardecer, e um celular, de preferência desligado, só o acionar se necessitar fazer contato.

Como não encontrei material de orientação para esta técnica, eu mesma, após muito **experienciar** e estudar, desenvolvi um material didático/normativo/informativo para alguns terapeutas, naturólogos, psicólogos, facilitadores e demais especialistas na área de terapias complementares que queiram desenvolver esta experiência terapêutica junto à floresta. Posso afirmar de antemão que os resultados, após um passeio ou vivência dirigida e orientada, com toques e propostas da terapia, ao ser realizada em uma floresta, são incríveis, regeneradores tanto física quanto mentalmente, e ao mesmo tempo tranquilizantes, plenos de descobertas, desencadeando ideias e decisões de metas e objetivos que estavam adormecidos na mente e no coração. É uma metodologia nova, que recomendo que seja desenvolvida com leveza e prazer, sem desencadear catarses e aflorar sentimentos enraizados de raivas, medos e mágoas. Claro que esses sentimentos podem vir à tona, mas, por estarem junto à natureza, são absorvidos e sanados com o auxílio da amorosidade das árvores e outros seres que ali se encontram. Para o acompanhamento desta terapia, os profissionais da área devem, além de ter um preparo específico de vivências junto à natureza, estar afinados com toda esta magia e encantamento que serão desencadeados.

Não é meu objetivo desenvolver neste livro tudo a respeito da técnica de Florestaterapia, pois seria muito longo e cansativo. Portanto, em rápidas pinceladas, citarei alguns tipos de terapias que se pode desenvolver durante um passeio pela floresta, com acompanhamento terapêutico, pois, ao final, é preciso um fechamento do que foi proposto antes de iniciar a caminhada para ser observado, vivenciado e trabalhado. Deixo aqui a promessa de que, se houver um maior interesse por este tema, posso desenvolver cursos mais detalhados de práticas em **Florestaterapia, material este que já tenho catalogado em projetos de ensino e metodologia, com o objetivo de auxiliar o profissional que queira aprender mais e experienciar este novo segmento das Terapias Complementares.** Vamos agora a um resumo:

Todas as vivências do método de Florestaterapia passam por um encontro antes de se entrar na floresta, para ser apresentada a proposta terapêutica do passeio, orientações do que deve ser observado, como vivências de cada etapa, e que mensagens se deverá buscar ou simplesmente deixar fluir.

1. Podemos trabalhar o Yin e Yang, pelas vivências de luz e sombras através das árvores, de frio e calor por entre as alamedas, sentir nas formas e contornos das árvores imagens ligadas ao feminino e ao masculino, sentir que forma de energia está fluindo, buscar conectar-se com seres elementais do local e silenciar a mente para ouvir que mensagem estão a lhe passar. Entrar em conexão e sentir dentro de você como estão fluindo essas energias. Não controle, não julgue, não tranque o processo, deixe fluir.

2. Buscar a paz e a tranquilidade interiores. Quando a mente está tranquila, energias incríveis despertam e produzem milagres dentro de nós. Buscar, através de metodologia específica, encontrar a paz e tranquilidade interior e ali permanecer, aprendendo a levar consigo as vivências durante o processo de Florestaterapia e, sempre que necessitar, voltar mentalmente à vivência e reacender o sentimento de paz e harmonia dentro de si.

3. Terapia do silêncio e conexões: durante a técnica de Florestaterapia, as pessoas são orientadas a entrar na floresta em silêncio absoluto e entrega, para deixar fluir os *insights* e mensagens que podem aflorar. Podem levar papel e caneta, se quiserem anotar alguma ideia que não querem esquecer. Durante o passeio, em silêncio, observar cada espaço na floresta, como se encontra, o que está mostrando, que mensagem está sendo passada, deixar a mente se expandir, indo explorar o ambiente ao redor, suas formas, cores, aromas e luzes. É nos momentos de silêncio que se amplia nossa capacidade conectiva, aumentando nossa compreensão, permitindo-nos entrar em contato com a fonte de percepções puras e verdadeiras.

4. Expandir nossa capacidade de Amor incondicional, por meio do contato físico e astral com as árvores. Sentir e deixar fluir ao abraçar, ao tocar ou simplesmente ao permanecer próximo a uma árvore. Entrar em conexão com a compaixão, com a harmonia, com a paz, com a abundância, pois através desses sentimentos poderemos acessar as esferas de frequências superiores de Amor incondicional.

5. Pela vivência da Florestaterapia, é possível ativar e desenvolver a arte e a criatividade internas.

6. Aprender a escutar as mensagens que a natureza nos passa através do contato dentro da floresta, como, por exemplo, o que quer nos transmitir um emaranhado de cipós pendendo tranquilo das árvores, o que sentimos ao ver uma árvore caída no caminho, qual a sensação de se estar sendo observado e o que se sente neste momento, que mensagem nos vem à mente, ou, ainda, o que estas árvores imensas querem nos falar.

7. Pelas vivências e conexões durante a Florestaterapia, trabalhar a cura para males do corpo e da mente, conectando-se espiritualmente com os seres da natureza.

8. Mergulhar em seu mundo interno, através de uma caminhada na floresta, enquanto externamente transita por trilhas e alamedas, realiza o caminho inverso, para dentro, em direção ao coração. Essa caminhada pelas trilhas auxilia na compreensão das tristezas e mágoas, vencendo e trabalhando este ser triste por meio de cada passo na floresta.

9. É caminhando que se faz o caminho. Através desta caminhada na trilha, em contato com a energia da floresta, ir estabelecendo e encontrando novos objetivos e metas para a vida, sentindo a vibração da floresta, refletindo em como podemos transformar nossos sonhos em realidade, em como podemos nos conectar com a abundância e a liberdade financeira.

10. Com a magia da floresta, estabelecer visualizações de sonhos e planos para um futuro próximo, ativando as energias e os poderes da mente/coração: Eu posso, eu quero, eu consigo.

11. Propor uma terapia para aterrar seres muito fluídicos, trazendo-os mais para o aqui e agora, para a realidade da vida, respirando, relaxando e conectando-se através da Florestaterapia. Enraizar-se através do contato dos pés com a Mãe Terra, buscando uma nova forma de fluir energético para todo o seu ser, mais em contato com a realidade do existir.

12. Deixar-se invadir pelos sons melodiosos de uma floresta, ventos sobre as árvores, cântico dos pássaros, sons d'água num córrego, sons de seus passos na trilha. Silenciar e ouvir o que seu ser está lhe falando. No final, estabelecer uma metavisualização de tudo que se ouviu e aprendeu com aqueles momentos.

13. Florestaterapia de visualização e entrega: com a força da imaginação e do pensamento, entrar em contato com toda esta

energia cósmica que flui na floresta, **sentindo u**ma força curativa e regeneradora trabalhando em todo o corpo físico, mental e espiritual, estabelecendo ao final metas e comprometimentos internos com mudanças pessoais.

14. Poderemos desenvolver capacidades mentais e visuais de ver as energias circundantes das plantas, sentir sua vibração frequencial, perceber e captar suas mensagens, ver a energia luminosa e a aura das plantas, enfim, muitos outros temas poderão ser trabalhos dentro da psicoterapia vivencial, a partir do contato com a floresta.

Sempre que formos realizar uma vivência de Florestaterapia, temos que pedir licença aos seres da floresta para entrar neste local sagrado e, ao mesmo tempo, com Amor e gratidão, vibrar desde o momento que entramos em contato com a mata, até o instante de nos despedirmos.

Caminhar sem pressa nem objetivos a atingir, esta é uma vivência de Florestaterapia mais livre, apenas entregar-se ao processo de interagir e comunicar-se com abertura de corpo, mente e espírito. Sentar sempre que sentir vontade, deitar e observar as copas das árvores e a fluidez dos raios de luz e cores, deixar-se ficar apenas sentindo, recebendo toda esta energia pura e regeneradora.

Quando forem desfrutar da Florestaterapia, observem algumas regrinhas básicas, como: não tagarelar o tempo todo e, se tiver que falar, que seja em tom mais baixo; entrar na floresta sorrindo; manifestar de coração a alegria e a gratidão de ali estar; antes de iniciar a trilha, convencionar se poderá ou não haver comunicação com sinais ou palavras. Muito cuidado com o entusiasmo e o encantamento, pois fazem com que muitas vezes o grupo eleve o tom de voz, perturbando o fluir energético de todos os seres que ali se encontram.

As trocas de amor e energia devem ser feitas de forma natural e espontânea, sem um método ou regra específica; apenas deixar os gestos do coração fluírem, com certeza, será a melhor forma de comunicar-se e trocar energias com o meio.

Lembrando que, durante uma vivência de Florestaterapia, não se pode tirar nada do local, a não ser fotos, para recordar destes momentos únicos. **Não se deve** cortar ou arrancar flores, quebrar galhos, apenas interagir. Se houver oportunidade, pedir licença para colher frutos silvestres e compartilhar com os demais, respeitando os seres que ali vivem, sem machucá-los ou matá-los. Se alguém se sentir desconfortável, ou mesmo ameaçado, deve afastar-se, com cuidado e atenção, pois este é o habitat dos seres da floresta, e vocês estão apenas de visita; portanto, respeito.

Em uma Florestaterapia, não se deve levar animais de estimação, pois poderão interferir nas vivências e assustar os animais nativos da mata, e, na medida do possível, manter os celulares desligados.

Quem tem Amor, gratidão e vibra em sintonia com o coração, poderá reduzir algumas dificuldades, como picadas de insetos, dentre outros eventos, que também podem ser evitados, se todos estiverem calçados de forma adequada e usarem repelentes naturais de insetos, além de **buscar entrar em acordos** amorosos, senão estas pequenas diferenças de convívio podem se tornar uma ameaça, estragando e baixando a frequência vibracional de um usuário da Florestaterapia. Se estivermos **com o coração em sintonia com tudo e todos, se acreditarmos com fé e entrega nesta comunicação, nada de muito desconfortável nos abalará.** Muitas vezes, algumas pessoas literalmente atraem mosquitos; onde sentam, surgem aracnídeos e outros insetos, ou cobras cruzam com elas; este simples fato já serve de bom material para ser analisado, para fazer-se a leitura do que nossa mente está atraindo.

Tudo que ocorre durante o trajeto de uma vivência de Florestaterapia serve como um rico material terapêutico a ser repensado e avaliado.

Sugiro que as pessoas se informem sobre o local para onde estão indo, tenham mapas, evitem ir sozinhas se não conhecerem bem a região. É bom avisar a alguém onde se encontram, caso haja algum problema, como saírem das trilhas e perderem-se na floresta. Informar-se se existe sinal de celular também é importante. Enfim, esta deve ser uma sessão de cura e integração com a natureza, e não o início de uma tragédia, que muitas vezes, por falta de conhecimento, experiência e prevenção, pode causar sérios transtornos, estragando o que poderia ser um momento prazeroso de harmonização e refazimento.

Florestaterapia poderá ser indicada para momentos de crise existencial. Os objetivos principais de uma florestaterapia são promover o autoconhecimento e provocar, através de vivências, alterações no comportamento da pessoa, para conseguir uma melhor adaptação ao mundo em que vive. Quando de volta ao seu cotidiano, ela se sentirá mais feliz e integrada, mesmo estando longe deste paraíso **que se chama natureza, onde realizou sua terapia na floresta.** A reconexão dá-se apenas mentalizando e voltando a sintonizar através da visualização das experiências vivenciadas.

Muitas pessoas buscam a florestaterapia quando estão em crise consigo mesmas ou com o mundo lá fora, ou quando ocorreram acontecimentos marcantes que romperam com o seu equilíbrio habitual, desencadeando estresse e sentimentos como angústia, ansiedade, preocupação, medo, entre outros, levando à desestruturação de seus comportamentos e a pensamentos usuais. Nessas situações de crise, por meio de caminhadas dirigidas nas trilhas da floresta, entre flores, arbustos, ervas e pedras do caminho, com propostas de trabalhos internos pontuais, a pessoa é levada a repensar sua maneira de viver e sentir, buscando se reorganizar para se adaptar às novas condições e propostas de mudanças de vida e posturas reativas frente ao cotidiano, numa busca de equilíbrio e harmonia internas, para depois voltar ao mundo exterior mais forte e recuperado.

Qual é o melhor momento para se buscar este tipo de terapia? Penso que o momento para se recorrer a um processo terapêutico em contato com a floresta, na forma de uma imersão, é aquele em que a pessoa sente-se chamada para estar em contato com a natureza, independente de ter ou não um problema maior a ser trabalhado, mas também quando a pessoa toma consciência de que vem sendo prejudicada por questões internas, sentindo-se perdida, inadequada, carente, e que já é hora de conseguir mais da vida. O fundamental é estar disposto a participar desta nova proposta de Florestaterapia, já que as mudanças de comportamento não acontecem sem que a pessoa esteja aberta a ela.

Para cada sentimento existe alguma situação que ocorreu anteriormente e que provocou este estado. É nesse momento que esta terapia pode auxiliar como um processo que conduzirá ao autoconhecimento. Como o ambiente é totalmente diferente do seu cotidiano usual, as comparações e sentimentos começam a aflorar na forma de uma busca por sintonia e sinergia com este mundo de paz, harmonia e equilíbrio vivenciado pelos seres de uma floresta. Neste espelhamento, vamos, de emoção em emoção, mudando processos internos, couraças aderidas em nosso corpo físico, limpando as sombras em nossas camadas mais sutis, compreendendo, aos poucos, aquilo que não está legal no nosso cotidiano. As oportunidades de vivenciar situações de paz, harmonia e equilíbrio dentro da diversidade da mata levam, através de identificações, a *insights* estimulados por uma ampliação dos sentidos.

Em um trabalho de Florestaterapia, o terapeuta atuará como um facilitador, conduzindo a vivências no contato com a floresta, de forma a traduzir e compreender enigmas internos, por meio de oportunidades vivenciais de contato com as árvores, em que cada situação pessoal irá reestruturar comportamentos e ressignificar emoções. Assim, cada um deve fazer a sua parte, entregando-se totalmente ao processo, para que, ao final, os resultados sejam profundos e duradouros. Para tanto, exigem-se do terapeuta conhecimento, domínio da técnica e muito comprometimento com o processo, assim **como da pessoa que irá vivenciar este método ao entregar-se de coração.** Isso tudo é fundamental para o bom desenvolvimento e aproveitamento desta técnica terapêutica de contato direto com a natureza.

A conexão com a floresta inicia pela observação e contemplação; posteriormente, numa reflexão dirigida ou conduzida pelo terapeuta, a pessoa vai se encontrando e, na busca de seu norte, se sentindo mais forte e animada. Um entusiasmo crescente brota de dentro para fora, com sintomas externos de riso, euforia e contentamento – estes são pontos fundamentais para que a pessoa possa se reencontrar ou começar a ter visões e *insights*, possibilitando processos de autocura. O caminho é individual e interno, ninguém faz a trilha na floresta por ninguém, cada um realiza a sua própria caminhada rumo ao interior da floresta e ao seu caminho interno em direção ao coração.

Nota: Observo que todo este material e textos sobre Florestaterapia fazem parte de uma metodologia registrada com Direitos Autorais. Cópias e referências ao tema devem ser citadas, e preservados o nome e os registros da autora.

10.2 – Abraçando árvores e acariciando folhas e flores

As árvores que crescem em locais sagrados, como as florestas, recebem sua força e energias poderosas de cura e refazimento por meio da terra, da água da chuva e de fontes subterrâneas que, na maioria das vezes, inundam o solo abaixo das florestas. Por isso muitos afirmam que, onde existem florestas, existe água abaixo do solo ou fontes naturais abençoadas, que brotam junto às matas, auxiliando na magia da transmutação, da fotossíntese, através da luz solar, do alimento, pelos seus frutos, flores e folhas. Estes são os lugares preferidos que as comunidades das árvores escolhem para se encontrar e fazer suas moradas e trabalho. Cada árvore tem sua missão, seu crescimento e formato de galhos, tudo tem uma meta a ser cumprida, e é do equilíbrio entre todas que se forma uma comunidade florestal muito poderosa e forte.

Aqui entram em cena os seres humanos, que por muito tempo interagiram e conviveram com as árvores de forma amorosa e pacífica, dormindo sob seus ramos sombreados, se alimentando de seus frutos e fazendo fogo para se aquecerem com seus galhos secos e caídos ao chão. Com a evolução, termo muito inconveniente para o que irei relatar a seguir, o ser humano passou a adentrar nas florestas na busca de madeiras mais nobres, derrubando árvores seculares, destruindo tudo, sempre em nome da civilização moderna, sempre e insaciavelmente querendo mais e mais, abrindo estradas no seio de florestas sagradas, passando torres, postes e fios cheios de ondas eletromagnéticas maléficas sobre as copas de árvores que vibram com ondas em altas frequências perfeitas, saudáveis e amorosas. Todo o ambiente foi desintegrado, toda forma salutar de trocas energéticas foi invadida de forma desrespeitosa, e assim, em pleno século XXI, temos florestas memoráveis em extinção, temos florestas doentes, sem pássaros, enfraquecidas pela ação de uma humanidade inconsequente.

Neste panorama de destruição, surge, no final do milênio passado, um bando de humanos considerados loucos que, ao se darem conta de tudo que estava acontecendo, começaram a adentrar nas florestas e abraçar árvores, pedindo perdão pela insanidade de alguns de sua espécie. Neste gesto amoroso estabeleceram-se trocas de energias vibracionais em que muitos que estavam doentes sentiram melhoras imediatas incríveis, muitos com tristeza, medos e depressão saíram da floresta felizes, leves e soltos. Foi quando um dos integrantes do grupo de abraçar árvores entrou em sintonia mais profunda com uma árvore, sentindo sua vibração amorosa, e então perguntou: "Como podes ainda nos dar tanto amor e energias de cura, quando nós, da espécie humana, viemos destruindo sua espécie?". No que ela, com alegria por estar sendo percebida e ouvida por um humano, falou: "Amigo, deixa teus questionamentos e buscas de tudo querer saber de lado e relaxa, pega leve... para que tanta pergunta, excitação e ansiedade de buscas? Tudo isso desencadeia um nervosismo desnecessário, inútil, resolva mudar suas atitudes perante o mundo dos humanos, pois o mundo dos humanos nunca vai se adaptar a você, mas se você mudar e começar a ser o modelo desta mudança, por ressonância, tudo ao seu redor começará a vibrar na mesma sintonia. Nós, seres do Mundo Vegetal, estaremos sempre aqui, na espera de podermos fazer trocas vibracionais positivas com vocês. Esta é uma de nossas muitas missões, que assumimos".

Agora, sabendo tudo isso, nós vamos também fazer a nossa parte, abraçar uma árvore, entrando em sintonia e sinergia com ela, sentindo-nos unos com ela e toda a natureza ao redor, doando amor e gratidão, trocando energias em vibrações de alta frequência com todas as árvores. Em ressonância, seus fluidos benéficos envolverão e banharão nosso corpo físico, trazendo saúde, aumento da imunidade, maior força, alegria e coragem. As árvores amam realizar essas trocas e colocam-se amorosamente à nossa disposição para esses momentos de magia e doação.

Esperamos que a reconstrução de florestas seja a missão de muitos. No passado, uma árvore sozinha buscava, através de suas sementes, semear mais árvores ao seu redor. Muitas outras sementes, trazidas pelos ventos, vinham compartilhar deste mesmo espaço, e assim, naturalmente, iam se formando exuberantes e lindas florestas. Muitas vezes, com ventos fortes, as copas das árvores altas protegiam as menores e as menores seguravam e apoiavam os troncos mais longilíneos. Desta maneira, numa sinergia amorosa, vão se apoiando e protegendo – este é o cuidado amoroso de quem convive harmonicamente com as diferenças em uma comunidade. Hoje, o mínimo que os seres humanos deveriam fazer é parar com atos de destruição de nossas florestas, e depois começar a participar de campanhas e mutirões de reflorestamento de nosso planeta.

Precisamos colocar, na vida e hábitos de todos os humanos, a experiência de trocas energéticas com as árvores, iniciando por caminhar em florestas ou mesmo parques, contemplar as árvores, envolver sua imagem em muita energia amorosa, enviando fluidos positivos, aproximar-se, tocar, sentir sua vibração nas palmas das mãos, envolver nossos braços num afetuoso e demorado abraço, encostar com suavidade nossa face nelas. Só quem já se permitiu passar por esta vivência maravilhosa e mágica sabe o que é abraçar uma árvore. Muitas vezes, sentimo-nos tão envolvidos energeticamente que transportamo-nos para outra dimensão, ou melhor, sentimos sua seiva ser nossa seiva, suas raízes estenderem-se para além de nossos pés, sentindo-nos unos com a árvore, um só ser existindo e trocando fluidos de Amor e doação. O difícil de tudo, nesses momentos, é voltarmos à realidade, retornando ao nosso estado de apenas seres humanos, pois por instantes nos tornamos, em simbiose com a árvore, seres mais completos, saudáveis, felizes e íntegros.

10.3 – Trocas de energias fluídicas

Todas estas trocas fluídicas de energias se estabelecem pela sinergia que começa a se desencadear quando entramos em contato com o Mundo Vegetal ou buscamos uma intimidade maior e de coração aberto. Com aqueles que não acreditam neste fluir que se desenvolve entre nós e as árvores, nada acontecerá. Devemos nos entregar, deixar fluir com muita fé e crença de que assim é e assim será; dessa forma, ver e sentir será uma consequência e não uma premissa.

Muitos mestres da humanidade relatam que suas maiores inspirações e ideias fluíram a partir do contato direto com a natureza, fosse à beira-mar ou adentrando florestas fechadas, e lá deixando-se ficar, em meditação contemplativa, à espera de inspiração, trocas de conhecimentos e revelações. Tudo que estamos buscando, pensando ou nos preocupando, muitas vezes, começará a fluir como um diálogo silencioso e, ao mesmo tempo, riquíssimo entre nossa mente/coração e os seres como os Devas das árvores que habitam e protegem estes locais.

Atualmente, moro nos Campos de Cima da Serra (Rio Grande do Sul), nas montanhas, tendo uma floresta nativa de araucárias e outras árvores da Mata Atlântica a uns 200 metros de minha casa. Não satisfeita com toda esta bênção, trouxe um pé de carvalho, que foi plantado em meu jardim. Era uma muda de uns 60 centímetros. Hoje, passados três anos, já tem uns dois metros e meio de altura. Espero, num futuro breve, poder sentar-me confortavelmente à sua sombra para conversarmos ainda mais.

A primeira vez que percebi estar estabelecendo uma forma de comunicação foi quando, ao entardecer, na frente de casa, ouvi uma voz bem clara dizer: "Por favor, manda retirar estas madeiras colocadas para me proteger dos ventos, estão me machucando". Pensei de onde estaria vindo esta voz ou pensamento, olhei para o canto do jardim e, só então, percebi o quanto o carvalho havia crescido. Fui até ele e realmente constatei que as madeiras colocadas ao redor de seu caule para segurar contra os ventos já estavam apertadas e ferindo seu tronco. Pedi desculpas e providenciei a retirada das madeiras. Desde então, sempre que posso, vou para junto do carvalho para conversar. Para isso, desenvolvi uma técnica: tento me desligar de tudo e deixo fluir o que me vem à mente. Hoje consigo diferenciar o que é um pensamento meu e o que é uma comunicação com o Deva do carvalho. Muitas foram as explicações para o que estava acontecendo entre mim e o carvalho, alguns afirmavam estar sendo estabelecidas trocas de energias fluídicas, outros falavam em sinergia e ressonância, enfim, independente da explicação, não questionei e deixei fluir esta comunicação, que estava sendo pautada em muita alegria e leveza. Como dizia Madre Thereza: "Tudo que não te dá alegria, tudo que se torna uma obrigação difícil de levar adiante, não é uma tarefa vinda do coração". A partir desta afirmação, deixei de questionar-me, permitindo fluir com o coração, e, sempre que possível, me acerco do carvalho para usufruir de sua sabedoria.

Um dia, sentada próxima ao carvalho, me veio a seguinte frase: *Abundância é um estado de consciência em que você não se preocupa com nada.* Fiquei meio confusa, mal conseguia refletir sobre a frase que veio de forma espontânea. Anotei para depois ler novamente, com atenção. Foi aí que meu coração acelerou, me aproximei do carvalho e perguntei: "Como a abundância pode ser um estado de consciência e de não me preocupar com nada, se, para isso, preciso viver constantemente em situações materiais bem resolvidas?".

Já arrependida de ter perguntado, tentei relaxar e deixar fluir, vindo como um turbilhão esse tanto intenso de considerações: "Aceitar a consciência de abundância passa pela lei da atração, é entrar com fé e acreditar que o fluxo da abundância existe e está ao seu dispor, basta acessar, mas vocês, humanos, vêm tendo crises de limites internos, de medos e carências, isso bloqueia a conexão, o natural fluir do universo. Falo agora para ti, vibra com fé, se entrega na abundância monetária e você terá mais tempo para realizar sua missão, mais tempo para crescer, aprender e expandir o conhecimento através de teus livros. Entra no fluxo e deixa a magia da abundância cósmica acontecer. Ao se conectar com o fluxo da abundância, você não está tomando nada de ninguém. Muda tua frequência vibracional, acredita e se conecta com a liberdade financeira, pois é através dela que poderás ter condições de auxiliar a mais e mais pessoas... por que continuas a negar? Permita que essa nova verdade tome conta de tua vida e de tua forma de crer e ser. Veja nós, do Mundo Vegetal, nosso estado consciencial é em conexão direta com a abundância, não nos preocupamos com nada. Este tipo de sentimento, a preocupação, não existe em nossa espécie, vivemos numa entrega ativa. Temos tudo e vivemos numa total confiança e entrega ativa, sabemos que a abundância cósmica nunca nos faltará, basta acessar, e nós acessamos com facilidade e fluidez porque não temos dúvida de que assim é".

Pensei: "É fácil falar tudo isso, quando vocês, do Mundo Vegetal, não têm as necessidades de sobrevivência que nós, humanos, temos. Como acessar a abundância com liberdade financeira, se temos que suprir muitos apelos de sobrevivência e convívio social no cotidiano? Temos que ter casa cômoda, roupas adequadas, estudar, trabalhar e ter tudo aquilo que uma vida como ser humano demanda. Uma árvore de carvalho não necessita se deslocar, fica apenas se movendo ao sabor dos ventos e brisas suaves. Eu necessito de carro, calçados para ir e vir. Para o Mundo Vegetal é mais fácil acessar a abundância cósmica, quando tudo está ao seu alcance. Nós temos que ir à luta, batalhar pela sobrevivência".

Ao que recebi do carvalho a seguinte resposta ao meu desabafo: "Minha amiga, se este é teu foco e forma de pensar e relacionar-se com o que tens ao teu redor, sim, para ti, acessar a abundância deve ser uma verdadeira batalha. Nós, do Mundo Vegetal, acreditamos que tudo está ao nosso dispor, basta estendermos nossas raízes sob a terra que nunca nos faltará e crescermos com nossos galhos em direção ao sol e ele sempre nascerá. No momento em que vocês, humanos, começam uma busca com dúvida, medo e insegurança, mais sintonizando com as carências do que com a abundância, será quase impossível conectarem-se com aquilo que de antemão estão a negar, não acreditam e não têm fé. Vocês terão que voltar às suas origens e se entregarem, confiar cegamente nesta conexão, ela existe e já é uma realidade, basta acessar. Comecem por avançar sem reclamações e medos de carências, sem questionamentos, assumindo uma atitude positiva. Se realmente acreditarem nesta conexão, vão alcançar os resultados esperados, abundância e liberdade financeira, sem negatividade, sem julgamentos nesta caminhada rumo à liberdade e obtenção do que necessitam e merecem. Só vencerão e terão o que querem quando tiverem dominado seus instintos de sobrevivência, que afloram o medo e a carência. O próprio ego lhes sabota, entreguem-se, confiem. No momento em que de fato deixarem fluir, com fé e confiança, nascerão as primeiras raízes e a estrutura forte de quem tudo tem, tudo pode e tudo acessa. Ao entregarem-se, brotam e nascem flores e folhas da abundância, da certeza de que assim é, do mundo das possibilidades, uma nova forma de foco na vida, onde a colheita dos frutos desta semeadura de fé e confiança é certa e abundante. Vocês tiveram um passado de carências, perdas, doenças, dúvidas e negatividade, mas vocês podem caminhar, deixando que seus pés os levem por novos caminhos. Assumam a responsabilidade de suas vidas no presente e para o futuro, sigam firmes, cortando todos os elos que os vêm limitando e não permitindo que avancem, abram a mente para uma visualização distinta do que vêm realizando. Acreditem no que afirmei no início de nossa conversa: *abundância é um estado de consciência em que você não se preocupa com nada*. Quando acontece uma entrega com confiança, a abundância cósmica, a vida flui em harmonia, pois tudo que necessitam está dentro de vocês, a vida vibra em conexão com esta sintonia interna. Neste momento, você poderá avançar na vida, sem pesos a carregar, sem tantas obrigações a executar, pois se entregaram somente a Ser, de corpo, mente, coração e espírito. Para isso, será preciso abrir-se para algumas mudanças de posturas de vida e pensamento, como: nunca perder a calma e o bom humor, manter-se em atitudes elevadas, mesmo em situações que possam gerar dúvidas e retrocesso, ficar atento, manter o foco, não se contagiando com o processo da caminhada, visualizando a chegada. Podem surgir crises, situações de não dar certo, mas mantenham-se firmes em seu centro, tudo que não deu certo como era esperado, era porque não era para ser. Mantenham-se firmes, com foco nas conexões superiores, ligados à Fonte, assim, uma nova energia começará a fluir e desencadear situações positivas, inesperadas e conectadas com a abundância".

Meio fora do ar, com o pulso doendo, escrevi mais de seis folhas para registrar aquela troca, reli várias vezes o que tinha escrito, pensei em rasgar e colocar tudo fora, depois resolvi compartilhar neste capítulo. Se foi uma comunicação intuitiva, vinda do Deva do carvalho, de algum mentor ou de minha própria mente em conexão com a sabedoria cósmica, não importa, a mensagem que me foi passada tem uma orientação muito sábia. Passei a adotá-la em minha vida e a compartilhei com amigos que, de retorno, me afirmaram que muito os auxiliou na nova forma de lidar e conectar-se com a abundância e a liberdade financeira.

Lembremos sempre que uma das principais leis cósmicas que regem o Universo é que atraímos aquilo em que colocamos nosso foco. Se focamos em temer perdas e vibramos nas carências, estaremos mandando poderosas mensagens ao Universo para que nos envie de retorno aquilo que mais tememos. Na verdade, nas mãos dos seres humanos se encerra um enorme poder, à espera de ser despertado e utilizado. Desconhecemos todo este poder, mas já sabemos que ele tem como base a fé que se alicerça nas frequências vibracionais do Amor, que ainda não conhecemos todos os processos para acessá-lo em sua plenitude, mas sabemos que o caminho é inverso ao da mente, ele passa primeiramente pelo coração. Aliás, o tema "acessar o caminho do coração" é outro assunto, entre tantos que venho me permitindo desenvolver junto com o carvalho. Quem sabe, no futuro, abrir-se-á uma oportunidade de compartilhar com vocês esses aprendizados.

10.4 – Meditação dirigida na floresta

O método de terapia através do contato com a floresta tem um objetivo bem definido, trabalhar aspectos psicossociomentais que se relacionem com algo que deve ser revisto e reestruturado de forma mais fluídica e natural, ou seja, uma nova forma de realizar uma psicoterapia, tendo como meio o contato com a floresta.

Há que se considerar que uma meditação pura e propriamente dita pode até ser feita dentro de uma floresta, mas, como quem medita sabe, o caminho é para dentro, para o seu interno, o ambiente pouco influenciará se a mente e o coração estão desconectados com tudo que ocorre no exterior.

Uma meditação dirigida é uma nova forma de iniciar-se num processo meditativo, aprendendo primeiramente a centralizar os pensamentos e a desenvolver mais foco, evitando a dispersão. Esta técnica toma como ideia central um tema a ser desenvolvido, pensado, meditado, e, mais uma vez, mantendo o foco no tema, sem divagar em outros pensamentos e assuntos. Pode-se, então, aproveitar todas as energias que uma floresta tem para nos oferecer, entrar e caminhar pelas trilhas, sentar e observar, deixando fluir todo um roteiro meditativo a ser desenvolvido ou meditado, deixando livre os pensamentos e conexões com as ideias que com certeza irão brotar.

Uma sugestão de roteiro meditativo, aproveitando o tema anterior sobre conexões com a abundância, é caminhar e deter-nos a observar tudo que se encontra dentro da floresta, que se desenvolve com leveza e fluidez, sem medos ou pré-ocupações, onde a Mãe Natureza tudo provê, sol, chuva, nutrientes vindos da terra, abundância de tons de verde, variedade de flores, frutos silvestres, diferentes troncos de árvores e arbustos, tudo crescendo e se desenvolvendo com muita leveza, alegria e abundância. Após essas observações e constatações, trazer todas as vivências em forma de questionamentos para nossa vida: o que tudo isso tem a ver com nossa postura de vida? Como estamos lidando com nossas carências e perdas? Tendo sempre o cuidado e disciplina de manter o foco no tema da meditação. Poderemos, ao final desta vivência, em uma clareira na floresta, compartilhar com todos um lanche previamente preparado com muito Amor para este momento e, enquanto o saboreamos, trocamos ideias, *insights* e experiências que sobrevierem desta meditação ativa.

CAPÍTULO 11

Diálogo com as plantas
e o seu lado fluídico oculto

Nós sentimos com o coração e, à medida que focamos e aumentamos essa percepção, nossa capacidade conectiva se amplia. Quando buscamos entrar em contato sensitivamente com a planta, não precisamos dissecá-la, estudar sua anatomofisiologia, temos que simplesmente nos entregar sem julgamentos e racionalizações, sentir a planta, nos conectar sensitivamente a ela. Temos esta capacidade inerente, temos neurônios neurossensitivos de sobra, aos milhões, o que ocorre é que, nos últimos tempos, não mais os ativamos corretamente, sendo que a primeira forma de bloquear sua ativação é a dúvida, a intelectualização dos fenômenos e intuições, cortando nossa conexão sensitiva com a planta.

Antes de acessar os processos mentais, temos que passar pela bomba do coração, conectando e sentindo sua vibração. Não sentimos com o cérebro, o sentimento é ativado através do coração, e quando nos envolvemos e nos dedicamos a ativar esta capacidade sensitiva, vamos ter estimulada a nossa vidência através do terceiro olho. Vamos começar a intuir e ouvir respostas e relatos que percebemos não ser de nossa mente. Desta forma, desenvolvendo a audiência, é que retomaremos algo que no passado era comum e fluía de forma natural: as conexões mais diretas do homem com os seres da natureza. De antemão, afirmo que é normal ouvir, sentir, ver e falar com o Mundo dos Vegetais, pois faz parte de nossa capacidade, que vem sendo boicotada e desconectada ao longo de milênios.

Com o despertar da consciência do ser humano, o desenvolvimento do ego e sua personalidade egoica, foram se estabelecendo diferenciações e surgindo classificações. A partir daí, a separatividade começou a tomar corpo e se impor, cortando os diálogos que sempre existiram entre todos os seres da natureza. Foi neste momento que esses seres, que se autodenominaram inteligentes e racionais, deixaram de ver, de ouvir e de se comunicar com os ditos seres inferiores, vegetais, minerais e animais classificados como irracionais. É muito triste essa Era de obscurantismo pela qual a humanidade vem passando, iniciando a Era da surdez, da cegueira e da negação do que sempre existiu, quando os humanos tinham olhos para ver e ouvidos para ouvir, mas começaram a deixar de acreditar que os seres classificados como inferiores pudessem falar e se comunicar com os humanos. Encontro-me, ainda, na fase "quase rindo para não chorar", ao constatar que, neste milênio, denominado como momento de despertar, ainda corro o risco de ser, e muitas vezes sou, classificada de louca, desequilibrada, lunática, por abordar este tema, pois a realidade, para muitos, é simplesmente não ver, não ouvir e não se comunicar. Quando afirmo que falo, que dialogo com as plantas e outros seres da natureza, só não sou colocada em uma camisa de força e internada porque minha aparente loucura ainda não está incomodando e interferindo no mundo dos sábios e cientistas. Talvez daqui a uns 200 anos, quando esta comunicação com os seres da natureza e os humanos já estiver naturalmente resgatada, alguém lembre que um livro da autora Ligia da Luz Posser já falava no assunto há muito tempo atrás.

Para os que não quiserem esperar tanto tempo, proponho que iniciemos esta nova caminhada juntos, no hoje, começando pela entrega sem questionar, pelo deixar fluir. Vamos captar, estimular estas células sensitivas que estão adormecidas em nosso coração e cérebro, deixando sempre bem claro que não sentimos com o cérebro, podemos nos conectar através de uma vontade mental inicial, mas ao mesmo tempo vibrando em frequências vibracionais vindas do coração, nos abrindo e permitindo interagir com o Mundo Vegetal, sem ansiedades, dúvidas e cobranças, deixando fluir, cada um a seu tempo, numa entrega e ações com leveza, na busca de conexão, de contato não mais unidirecional. Vamos abrir novos caminhos de duas vias, vamos captar o que a planta está nos comunicando, que mensagem ou orientação está nos passando. No início, parece ser uma voz vinda de dentro de nós, e se ficarmos em dúvida se somos nós que estamos pensando, pronto, neste exato momento, a conexão já foi cortada.

Neste livro, meu objetivo é passar minhas vivências e experiências, inclusive porque, em algum momento no passado, também passei por dúvidas e buscas de comprovações, fechando totalmente o canal de comunicação que estava se abrindo. Foi uma longa caminhada, mas que, depois de iniciada, não tem volta, cada vez mais vão se ampliando as capacidades de conexão. Não tenham pressa, mas a iniciem e, se puderem abreviar caminho, leiam com carinho minhas experiências e o que poderá ser adotado em novas posturas, rumo a esta magia comunicativa com o Mundo dos Vegetais. Para começar as trocas e o diálogo com as plantas, temos que voltar a desenvolver esta capacidade, lembrando que já a possuímos, basta retomar e estimular os caminhos neuroconectivos, despertando, reativando neurônios em nosso cérebro, pois fazem parte daquele potencial energético embotado em que todos os seres humanos se encontram. Somente a partir desta nova forma de nos entregar e de desenvolver esta capacidade perceptiva que iremos retomar o contato de trocas e de diálogo com as plantas.

Tenho visitado muitos pomares, com imensas áreas de cultivo de monocultura comercial, seja de maçãs, laranjas ou outras frutas. Muitas coisas pude observar, desde o plantio até os cuidados e colheita, que são feitas de forma empresarial, com máquinas e por pessoas pagas para realizar os trabalhos. As frutíferas, para bem se desenvolverem, recebem cargas de adubos e inseticidas, muitos com teor de toxicidade além do recomendado. Estas frutas, quando colhidas, apresentam um padrão de tamanho que parece terem sido programadas para serem comercializadas, e se perde muito o sabor e aroma das mesmas. Esses pomares são bem cuidados, as terras aradas, o plantio feito em grande escala, mas é tudo muito mecanizado e impessoal. Em nenhum momento as árvores são observadas, tocadas e dialogadas, para saber como estão se desenvolvendo, se estão bem e felizes. Parece loucura, não? Então, vou lhes relatar outro fato.

Tenho um cunhado que é agrônomo e envolve-se com o plantio de lavouras de soja e trigo. Como *hobby*, ele se dedica ao cultivo de um pomar em seu quintal, cuja produção impressiona pela quantidade e qualidade em aroma e sabor das frutas que vem colhendo. Cada pé de cítrica muitas vezes necessita ter seus galhos apoiados devido à quantidade e tamanho das frutas que são produzidas. Tantos foram os comentários e elogios na família, que resolvi visitar seu pomar, sentindo desde a entrada que estava em um local sagrado. A energia do portão para dentro era outra, como uma alegria que se sente quando se chega a um lugar em que somos bem-vindos – foi esta emoção que me envolveu, senti muito forte a presença atenta dos Elementais e Devas. Ele tinha uma história para contar a cada árvore no pomar, como a plantou, como cuidou e as dificuldades que juntos superaram. O carinho com que falava e tocava nas folhas, no tronco e nos frutos era algo muito terno e mágico. Um pé de jabuticabas cuja colheita era surpreendentemente abundante, o tamanho dos limões sicilianos superava tranquilamente mais da metade dos comumente comprados em supermercados. Todas as frutíferas felizes neste local pareciam competir entre si, para ver qual iria fornecer mais e melhores frutos.

Saí daquele espaço visivelmente impressionada, perguntando-me o que estava acontecendo com o pomar. Água, adubo e cuidados com as podas, tudo isso era o usual a todos os pomares, então, qual o diferencial? Percebi que ele, ao envolver-se com estas frutíferas, trazia algo a mais na sua forma de contato, que se iniciava pelo olhar ao observar e sentir cada planta. Como ele é uma pessoa sensível e amorosa, vi que desenvolveu o dom de comunicar-se vibracionalmente com cada ser do Mundo Vegetal que cuida, inclusive conversando com os insetos e pragas que infestam normalmente suas lavouras. Algo que considero muito importante salientar é como ele observa detalhadamente cada planta, como está se desenvolvendo, como estão suas folhas, como as flores, a polinização e os frutos vêm ocorrendo, tudo isso é algo que poucos fazem, serem presentes e atuantes em todo o processo, da raiz ao fruto das árvores. É como uma mãe que, ao cuidar de seu bebê, observa como está crescendo, como está se alimentando, o que significa seu choro, se está bem hidratado, se toma sol e está feliz. E isso, com certeza, faz toda a diferença no contato e cuidado de um pomar, o envolver-se com afeto e amorosidade com cada planta, tratando a cada uma como seres únicos e especiais. Isso faz a diferença, e é o que eu quero que vocês entendam.

11.1 – Conversando com as plantas; percepções sutis

Na década de 1960, virou moda nos Estados Unidos as pessoas falarem com suas plantas em casa, em muito graças à influência de Cleve Backster, com uma descoberta surpreendente no campo da comunicação com as plantas. Ele era um aposentado da CIA, especialista em detectores de mentiras, tendo desenvolvido uma técnica que até hoje ainda é algumas vezes utilizada pelas agências governamentais e pelo exército dos Estados Unidos. De forma resumida, o que ele fez foi o seguinte: selecionou duas Dracenas, plantadas separadas em dois potes de barro, conectando uma delas, por meio de eletrodos, ao seu aparelho detector de mentiras. Depois, pediu a uma pessoa que entrasse na sala e esmagasse a outra planta. Quando isso aconteceu, o aparelho mostrou que a planta conectada ao detector de mentiras ficou com medo, reagindo com ondas de frequências sensitivas no polígrafo que tudo registrava. Backster então submeteu a planta que demonstrou medo a um novo teste, desta vez convidando várias pessoas para entrarem na sala onde a planta estava. Nada aconteceu. Mas quando a pessoa que havia maltratado a outra planta entrou, imediatamente a Dracena demonstrou medo, registrando no aparelho que ela, através da energia vibracional, reconheceu o agressor de sua companheira.

Em outra ocasião, Backster revelou em um Congresso duas novas descobertas: a de que as plantas ficam felizes quando recebem água, e a de que elas possuem a habilidade de ler pensamentos. Backster relata para um público parte entusiasmado, parte descrente, que, certa vez, pensando no próximo experimento que iria realizar, decidiu queimar as folhas da planta para ver a reação delas. Assim que teve esse pensamento, o aparelho, que ainda estava ligado à Dracena, registrou mudanças na frequência, demonstrando que a planta captou seu intento e sentiu medo. Ficou evidente, então, que as plantas, de alguma forma, podiam ler seus pensamentos.

Sabendo desses experimentos de Backster, temos de começar a ter mais cuidado e atenção com nossos sentimentos e pensamentos em relação às plantas ao nosso redor. Por exemplo, quando pensamos ou dizemos: coloca fora este vaso de flores; detesto seu perfume; odeio estes galhos roçando em meu rosto quando passo neste caminho, vou cortar tudo e acabar com o problema; sinto-me mal quando entro em uma casa e tem espadas-de-são-jorge na entrada, dá vontade de pisotear tudo; tira estas flores daí, parece um funeral; seu cheiro me dá náuseas, e assim por diante.

Vocês se lembram do que falamos sobre o Dr. Edward Bach e sua Terapia dos Florais, no Capítulo 5? Segundo suas observações, as flores podiam, através de suas frequências vibracionais, atuar como terapias de prevenção e cura tanto do corpo como da alma.

Bach afirmava ser muito salutar buscar a interação com as plantas, sentindo as boas energias que elas difundem. Dizia que o mundo atual, cheio de correrias, temores, estresses e depressões, tende a nos distanciar da natureza. Devemos fazer o caminho inverso, buscar cada vez mais este contato e trocas energéticas.

Portanto, conversar com as plantas, cuidar e tratar delas, irrigando-as, limpando-as e dispensando-lhes atenção, são práticas que seguramente nos proporcionarão muita alegria e paz interior, indo ao encontro da integração com nossa própria natureza. O simples fato de ficar em um jardim ou floresta, contemplando uma planta, pode nos acalmar e devolver-nos o equilíbrio, a sensação de plenitude e harmonia. No futuro, quando mais familiarizados e ativos nesta comunicação, as plantas serão nossas grandes confidentes, recebendo de nós segredos, desabafos e tudo que nos causa tristeza, bem como alegria. Ao mesmo tempo, nos tornaremos ouvidos amorosos e ativos para tudo que uma planta tem a nos relatar nesta troca comunicativa, pautada nas vibrações do Amor.

Esta forma de proceder faz parte do conceito de inteligência universal, em que tudo está interligado com o todo. Sentir-se parte da Unidade seria como ter a facilidade de se conectar e acessar a inteligência cósmica que está sempre ao nosso dispor, pois somos uma partícula do todo. Contudo, esta postura não é muito clara para a maioria das pessoas, pois nosso sistema de aprendizado é todo fracionado e estanque. O conhecimento humano é dividido em partes que, muitas vezes, não se comunicam entre si. Com esta visão parcial do fluir constante da realidade, temos dificuldade em compreender que existe uma energia suprema e inteligente no meio ambiente em que vivemos e atuamos. Já no Mundo dos Vegetais, tudo é acessado em unidade, não realizando separação nem na sua própria espécie, por isso estão tão interligados a todas as ações e comunicações com o mundo que os cerca.

Proponho a todos que chegaram até este capítulo que, mesmo de forma lúdica e empírica, comecem a conversar com suas plantas, dar bom-dia, desabafar com elas suas preocupações e anseios, compartilhar suas alegrias, perguntar como estão se sentindo, entrar em silêncio ativo para captar suas respostas e comunicações, em casa, nos jardins e nos parques. Conversem com as plantas e flores, elas ficam mais viçosas e bonitas se lhes dermos atenção, e não é apenas conversando, mas olhando profunda e ativamente para elas e a energia que as envolve. Vocês não estão ficando loucos se começarem a expressar pequenos gestos de carinho, reverência e afeto, toques suaves como as asas de uma borboleta, beijos nas folhas e pétalas, carícias nos caules e troncos.

Todos esses gestos e demonstrações de afeto já farão parte da nova forma de postura e conexões com o Mundo dos Vegetais.

Minha irmã mais nova, uma jovem sexagenária, cuja alegria e irreverência a tornam uma pessoa solta, descontraída e feliz, é um exemplo de tudo que venho afirmando. Ela possui em seu apartamento, de frente para o mar, um jardim interno, com muita luz e sol, onde o crescimento de suas plantas vem chamando a atenção e encantando a todos que a visitam. Pedi a ela que em poucas palavras me descrevesse como é seu relacionamento e cuidados com seu jardim. Entre risos e gargalhadas gostosas, ela assim o descreveu: "Meu jardim interno é muito cheio de florzinhas coloridas, não tem rosas, pois acho esta flor muito antipática e pedante, não gosto dela (*risos*). Eu cuido do meu jardim sem mimar demais, às vezes elas ficam me incomodando que querem água, eu grito com elas e xingo, então elas berram, aí eu não aguento mais a gritaria das folhagens, vou lá e molho. É assim que eu as trato, normal. Às vezes elas estão choramingando, aí eu mando *engolir o choro*, que nem minha mãe fazia comigo! Assim que eu sou, e trato minhas plantas igual, nada de falar baixinho, colocar música clássica suave, regar com cuidado, não. No meu jardim, tudo acontece como eu vivo e sou. Coloco músicas de minha época que gosto, danço, canto alto, converso sobre política, novelas, às vezes me revolto, desabafo, choro, conto quando chego da rua as novidades, dou gargalhadas e, mesmo com este tratamento, sinto que elas ficam mais verdes, bonitas e felizes. Pode parecer besteira, mas é assim que eu trato minhas plantas em meu jardim. Como moro sozinha, elas são minhas companheiras, sem frescuras e *mimimis*, planta dengosa não se cria aqui comigo. Nós devemos viver com as plantas e tratá-las de igual para igual. Descobri que as folhagens não gostam de gente depressiva e com baixo astral. Elas ficam tristes também".

Deixando a sábia irreverência da Chica de lado, vamos às palavras do professor Massaru Emoto, quando questionado sobre a importância da água no Mundo dos Vegetais: "Quem cuida de uma planta sabe que ela necessita de luz e água, mas não pode faltar também carinho, amor, gratidão e respeito por este ser evoluidíssimo, que nasce, cresce e se multiplica sempre e cada vez mais, a serviço de todos os seres habitantes do planeta. Somente doando-se, sem cobranças e revoltas, apenas vivendo, entregando-se com amor e alegria, para a continuidade da vida em nosso sistema vital planetário".

11.2 – Experimentos já comprovados

A comunicação entre plantas é um campo de estudos crescente e ao mesmo tempo desafiador. Quando a Dra. Gagliano conduziu uma pesquisa sobre o tema – *As plantas possuem memória* –, causou uma reação imediata do mundo acadêmico: como assim, memória, se não possuem uma rede neurocerebral para terem armazenadas estas ditas memórias? Com o experimento feito por ela e sua equipe, deixando que um vaso de plantas caísse em um estrado de espuma de uma altura que chocasse as plantas, mas sem machucá-las, eles queriam ver se as plantas poderiam se lembrar desse fato durante um período de tempo prolongado. Para tal, repetiram a mesma ação algumas vezes, até que as plantas pararam de reagir após algumas quedas, mostrando que tinham aprendido que a ação não era perigosa. Surgiu a contestação de que as plantas poderiam estar cansadas e, por esse motivo, não mais reagiam. Buscaram, então, aplicar outros diferentes estímulos sensoriais, aos quais as plantas reagiam instantaneamente.

Algumas plantas foram deixadas em repouso durante 28 dias após o teste das quedas. Mesmo depois desse tempo, elas ainda se lembravam da lição que aprenderam e não reagiram à queda, embora tenham reagido a outros estímulos. Novas plantas foram submetidas à experiência e reagiram nas primeiras vezes com medo da queda, comprovando, assim, que as plantas têm memória e lembram de situações que já foram vivenciadas por elas.

Mais tarde, a Dra. Galliano, observando as formas como as plantas se comunicam, afirmou que as plantas emitem ondas sonoras de comunicações intencionais. Mesmo que muitos afirmassem que era simplesmente um processo de cavitação por desidratação que ocorre nas plantas quando são desidratadas, e daí a formação de ondas sonoras, não concordando, Galliano constatou que: os sons que as plantas emitem são tão diversos e numerosos que seria muito estranho cada som ser relacionado à cavitação, pois, na verdade, novas evidências e pesquisas demonstraram que as plantas geram sons independentemente de desidratação ou cavitação.

Não posso deixar de citar uma das mais lindas e intrigantes experiências no Mundo dos Vegetais relacionada à magia e comunicação com as plantas numa remota região ao norte da Escócia, quando Peter Caddy e sua esposa, a sensitiva e clarividente Eileen, mudaram-se para as áridas areias de Findhorn, num dia de nevoeiro do mês de novembro de 1962. Com eles, outra senhora, também sensitiva, Dorothy Maclean, todos confiando suas vidas a uma entidade que identificavam e chamavam por *Força e Amor Ilimitados*. Colocaram um velho trailer no local, assumindo, assim, sua nova residência. Era um local praticamente todo de areia, com vegetação rasteira, varrida por ventos fortes vindos do mar. Passaram o inverno com muitas dificuldades e poucos recursos, esperando ansiosamente pela primavera para começarem a semear e cuidar da terra. Eles tinham uma regra básica bem presente, ensinada pelos mestres Rosa-cruzes: *Amar onde estou, amar quem comigo está, amar o que estou fazendo.*

As dificuldades foram imensas: terreno árido, sem condições de plantio de cultura alguma, ventos fortes e cortantes, inverno gélido e rigoroso. Sem desanimar, com muita fé e confiança, entregaram-se ao trabalho de recuperação do local. Foi quando Eileen viu, pela clarividência, sete bangalôs de cedro junto a um jardim maravilhoso, com um pomar cheio de frutas. Apesar de as circunstâncias não sinalizarem nenhuma perspectiva de um dia realizarem esta visão, todos acreditaram com fé na clarividência e se puseram a trabalhar para a sua concretização.

Iniciaram na primavera a tentativa de uma horta, que parecia impossível, pois ia além das forças dos três. A terra era pura areia, não prestava para semear, a única planta que crescia era uma grama espinhenta. Caddy, com amor e persistência, foi virando a terra, misturando com turfas que brotavam nas proximidades e, desta forma, conseguiu fazer um canteiro com terra e alguns nutrientes. Semeou as primeiras mudas de alface, advindo outro problema: como regar a terra, uma vez que o solo arenoso não retinha água? Idealizaram um vaporizador, regando seguidamente, por longo tempo. Com os ventos fortes, necessitavam proteger a horta. Foi quando um vizinho, que estava reformando sua garagem, doou madeiras que sobraram, e assim puderam fazer um cercado. Surgiu uma quantidade grande de insetos vorazes querendo comer as mudas plantadas. Como eles eram contra inseticidas químicos, outro vizinho informou que próximo dali havia um monte de cinzas, e que cinzas são ótimas para afugentar insetos. Para transformar mais rápido a terra pobre em nutrientes, um vizinho doou palhas podres de seu quintal e esterco. Um caminhão que passou na região derrubou perto do acampamento um fardo de feno, que logo serviu para cobrir o composto orgânico que estavam produzindo.

Cada dia mais felizes e estimulados pelo auxílio vindo de muitas formas, os findhornianos, agradecidos e entusiasmados, plantaram tomate, pepinos, espinafre, salsa, aspargo, abóbora e mostarda. Para defenderem de um Dálmata que sempre invadia a horta, plantaram uma cerca de amoras para proteção. As plantas cresceram depressa e muitas outras semeaduras começaram a ser feitas. Logo os vizinhos, espantados, foram ver o que estava acontecendo naquele pedacinho de paraíso, onde tudo brotava e crescia com muita vitalidade e rapidez. Também em termos de quantidade em relação a outras regiões, era incrível o rendimento das colheitas que realizavam. Em pouco mais de um ano, já se davam ao luxo de colher e comer mais de 20 qualidades diferentes de vegetais em uma só refeição. O que produziam dava e sobrava para eles, e ainda presenteavam os vizinhos que no passado os haviam auxiliado.

Em 1964 já cultivavam 65 espécies de verduras e legumes, 21 tipos de frutas e mais de 40 ervas culinárias ou medicinais. Foi neste período que Dorothy teve o *insight* de que as plantas são sensíveis e suscetíveis a vibrações de medos, raivas e outros pensamentos negativos dos humanos, e que vibrações de harmonia, paz e amor surtiam efeito benéfico sobre as plantas. Então, ensinou a todos a importância das vibrações de amor e afeto para as plantas, e que qualquer um poderia aperfeiçoar a qualidade do que emite e aumentar a radiância de seu comprimento de onda.

Em 1967, receberam a orientação espiritual de que, além de produzirem alimentos com fartura, estava na hora de ampliarem suas ações, com o plantio de flores e a criação de jardins de energia e beleza salutares, ao mesmo tempo em que aumentassem o centro com a construção de mais bangalôs. Como num milagre, o dinheiro surgiu e os bangalôs foram construídos com rapidez, entre os novos jardins que floresciam exuberantes. Em pouco tempo, já se viamlindos narcisos, rosas, cravos, orquídeas e muitas outras flores de pequeno e médio porte nos jardins.

Desta forma, com o passar dos anos, Findhorn tornou-se uma linda e imensa comunidade agroecológica, referência mundial, onde os trabalhos destes três seres se concretizaram, segundo suas afirmações e relatos, com a ajuda dos Devas e dos seres angelicais que controlam e cuidam dos espíritos da natureza. Esta história ainda continua, pois Findhorn de fato existe, tendo começado, como vimos, com uma pequena hortinha milagrosa, transformando-se depois num centro de luz para a Era de Aquário, sendo visitada anualmente por milhares de pessoas de todos os continentes. Sua maior atração é mostrar como funciona o mundo suprassensível que se descortina através da vidência, possibilitando realizações e feitos que nossa vã filosofia e conhecimento ainda não adentraram. Enquanto alguns cientistas tropeçam e perdem tempo dissecando as plantas, os videntes e sensitivos adentram com sutileza e amorosidade no segredo do mundo das plantas.

CAPÍTULO 12

Abrindo-se para este novo mundo de conexões

Tudo que existe no mundo é percebido e captado pelos cinco sentidos, aquilo que concretamente podemos ver, cheirar, tocar, ouvir e sentir é o que temos restringido ao uso da nossa mente racional, voltada para esta realidade material. Por outro lado, temos ignorado os demais sentidos e percepções que atuam e existem em nosso organismo, mas que foram desativados pelo desuso. Está na hora de, ao dar-nos conta desta verdade, abrir-nos para este novo mundo de conexões.

Para esta abertura, convido a todos para um novo olhar para este momento, quando muitos conceitos e pilares normativos em que a ciência se baseia estão sendo colocados em xeque, e novos paradigmas começam a surgir, abrindo horizontes de uma sabedoria e beleza indescritíveis. Muito de tudo isso vem se impondo e possibilitando um novo foco sobre o ser, através dos conceitos quânticos.

Hoje já se sabe que a matéria não é tão sólida como se acreditava no século 18. Einstein trouxe a chave que considero de abertura para esta nova forma de ativar nossa consciência para as inúmeras conexões e possibilidades que se descortinam. Ele afirmou que a matéria tem uma natureza mutante e pode ser criada pela consciência, e é esta consciência, e não a matéria, a base de tudo que conhecemos, ou que até agora nos limitamos a conhecer. As coisas não são coisas, como imaginamos, são meras possibilidades, até que a consciência se detenha sobre elas e faça sua opção ou conscientização. Isso se estende para o momento em que nos deparamos e conectamos com uma planta, nós vemos e podemos tocar na roseira que está à nossa frente, mas no momento em que me abro para a possibilidade de sentir sua vibração, o que era apenas uma mera possibilidade, se eu me entregar com consciência e coração, passa a ser uma percepção extrassensorial real e tangível, e a partir deste gesto novas conexões e possibilidades de contato se estabelecem. Pergunto agora: quantas vezes vocês, nos últimos tempos, têm tirado um tempo para ir além dos sentidos físicos, na busca de transpassar estas dimensões e adentrar em outras esferas de possibilidades, como audiência, clarividência e outras conexões? Por ora, ainda não ouso colocar nestas linhas, estou indo aos poucos, na iniciação do desenvolvimento de tudo aquilo que ainda hoje é considerado DNA lixo. Confesso que estou transformando em mim este dito lixo em muitas lindas e novas formas de consciências e maravilhosas conexões. Nós somos essa consciência, mas o condicionamento nos mantém adormecidos e incrédulos para o nosso próprio poder de criar outras possíveis realidades.

Para quem quiser ir além, sugiro o estudo de alguns conceitos da física quântica, principalmente o *quantum*, que pode se manifestar como partícula ou onda. Ambas formam um conjunto quântico, e será pela maneira que eu observar interagindo com este conjunto, *onda e partícula*, que se vão determinar quais aspectos serão descobertos e quais permanecerão ocultos. Na verdade, nem todos os físicos quânticos, ainda, aceitam a ideia de que as partículas, ou as coisas, não existem até que sejam observadas. Chamo atenção, aqui, para a importância de se compreender a totalidade das coisas, pois separar a consciência da matéria seria negar a invisibilidade do todo. Nada está separado, tudo faz parte do todo, quer percebamos ou não. O que me encanta é que esta nova física vem criando outra ciência possível, que, em vez de se confrontar com a busca espiritual, do invisível, pode agora andar junto e, de forma clara, complementá-la.

A partir do momento em que este novo mundo de conexões começou a se apresentar em minha vida, concluí que a educação ocidentalizada que recebi, de fragmentar tudo quando me conecto à realidade, me limita, me cega para a percepção de que tudo que existe faz parte de um contínuo, e que se eu não ficar alerta, deixo-me envolver novamente pela fragmentação dos fatos e coisas. Na verdade, a postura correta é de integrar tudo e todos. Ao me integrar à consciência da realidade do *Todo*, eu me abro para um mundo novo, fantástico, real, mas que nem sempre está visível e perceptível pelos nossos cinco sentidos atuais. Portanto, vamos nos libertar desta cadeia limitadora, rompendo elos, permitindo ver e sentir de forma integrada tudo que vibra e realmente existe no Todo do Universo. Com essa percepção, está nascendo uma nova forma de fazer ciência.

Antes de adentrar no contato com o Mundo dos Vegetais, devemos detectar e superar as barreiras invisíveis que nos impedem de participar deste novo mundo de conexões e diálogo com as plantas – quais são os verdadeiros obstáculos nesta nossa nova trajetória, como identificar, em nossos atos, os verdadeiros opositores –, assim poderemos iniciar por eliminar de nossas vidas algumas posturas arraigadas e crenças do passado. Uma das principais questões seria como sair do ciclo de autossabotagem, descrenças e repetição de erros, que nos cegam e podam para a abertura conectiva com as plantas. Temos que abandonar os velhos mecanismos psicoemocionais e físicos de defesa, que de forma sutil e poderosa bloqueiam e cortam o fluir entre nós e as plantas, deixando-nos num interminável ciclo de repetição de erros e problemas de conexão efetiva e correta.

A partir da entrega com confiança, sem questionar, tudo começa a fluir como se fosse de forma natural e automática, desde que deixemos de querer comandar e estar à frente do processo de comunicação. Passamos a vida toda no controle de tudo e de todos. No caso da comunicação com as plantas, o processo é de entrega e não de controle, de deixar fluir, indo na direção do fluxo que irá dominar sobre nossa vontade. É algo no início um pouco estranho, mas, depois de já estarmos familiarizados com o processo, é muito mágico e uma alegria imensa toma conta de todo o nosso ser, vibrando em sintonia com os acordes do coração.

CAPÍTULO 13

Florafluidoterapia, o AMOR é a chave acionada pela intenção

A cada página escrita neste livro, fui sentindo uma vivacidade e uma imensa alegria interna, como se todos os meus sentidos estivessem cada dia mais claros, agudos e perceptivos. Comecei a perceber mentalmente imagens captadas além de meus olhos físicos, agucei meus ouvidos para ouvir o que falam ao meu redor, captei sons e ruídos até então desconhecidos, vindos quiçá de muitas dimensões deste nosso Universo, não duvidei, me entreguei, parei de contestar.

No contato com as plantas, busquei sentir as formas e os contornos através do toque de minhas mãos e imediatamente ultrapassei os limites das barreiras materiais, tocando campos sutis e fluidos. Extasiada com o que estava acontecendo, inspirei fundo, buscando sentir o perfume das flores e ervas na natureza. Foi quando aromas angelicais, trazidos dos espaços cósmicos, inundaram meu ser e o ambiente com algo nunca dantes percebido através de meu olfato, uma sutil mudança em meu estado vibracional passou a desenvolver-se, emoções puras, conectadas aos sentimentos de amor e gratidão, se apresentaram de forma constante e frequencialmente forte, me elevando a esferas de muita harmonia e paz.

Nesta nova forma de conexões e sintonias, fui abrindo-me para novas possibilidades, fui além de todo conhecimento formal e acadêmico, das camadas e camadas de informações que foram estocadas ao longo do tempo. Permiti-me, com muita confiança e entrega, adentrar numa nova forma de saber e conhecer. Saber que é porque assim é, e conhecer por ter deixado fluir através e além dos limites do cárcere de meus cinco sentidos, conectando e explorando outras formas de relacionamento e comunicação, que sempre estiveram presentes em minha vida, mas que eu, com minhas atitudes, limitava-me a escrever e registrar unicamente percepções e conhecimentos comprováveis.

Pude observar que as crianças, até certa idade, antes de serem socializadas e educadas, mantinham íntegras estas capacidades, isto é, até o momento em que começam a ouvir os adultos dizerem que parem de inventar coisas, que o que relatam, veem ou afirmam não existe, são invenções infantis, pois as crianças não têm noção do real, sendo tomadas por fantasias. Porém, muitos psiquiatras e outros profissionais da área de psicologia infantil já afirmam que as crianças de até 7 anos de idade mantêm mais puras todas as suas características cognitivas congênitas, transitando livremente entre o nosso mundo e dimensões além da terceira. Por isso, é muito comum encontrarmos crianças em parques e jardins em altos papos com uma flor, ralhando com um arbusto ou olhando extasiadas para um canteiro de flores, onde muitos seres elementais se encontram visíveis para aqueles que não embotaram suas possibilidades perceptivas.

Já existem muitos estudos aventando a possibilidade de existirem outros sentidos além dos cinco que conhecemos. Espero que, muito em breve, seja acrescentado um sexto sentido, que trará à tona o conhecer por saber e sentir que assim é, adentrando e percebendo conexões através de camadas fluídicas que sempre estiveram vibrando em nossas existências, mas que não sabíamos como acessar. Por tudo que venho estudando, pesquisando e intuindo, ouso afirmar que este sexto sentido tem uma ligação direta com o chacra frontal, onde se localiza o terceiro olho, e tem ligação interna com a nossa pineal, através dos *cristais de apatita* que ali se encontram em vibrações de frequências altíssimas, permitindo o acesso à visão do que não está ainda visível para os olhos físicos. É através do estímulo e da abertura deste sentido que poderemos entrar em contato e dialogar com as plantas e outros seres invisíveis na natureza.

Não queria tocar neste assunto, mas uma voz gritava dentro de mim: "Esta herança neurogênica perfeita no Mundo dos Vegetais deixa de assim ser quando os seres humanos interferem na sua cadeia genética, transmutando seu DNA em nome da ciência na formação de deformações genéticas, como os transgênicos". Além de gerar um desequilíbrio no sistema como um todo, essas deformações genéticas vêm causando doenças e muitos distúrbios aos próprios seres humanos. Tanto isso é verdade, que muitos países do primeiro mundo proíbem o uso de insumos alimentícios derivados de vegetais transgênicos.

Nós temos tudo à nossa disposição, mas, por conforto e acomodação, deixamos de acessar estas imensas riquezas. Seria como se tivéssemos um imenso pomar e uma riquíssima horta onde poderíamos colher e comer à vontade, melhorando nossa qualidade de vida, saúde, disposição e energia vital, mas, ao invés de nos envolvermos com a semeadura, cuidados e colheita, preferimos trabalhar para ter condições de ir a um supermercado e comprar tudo pronto, limpo, processado, cheio de conservantes, acidulantes, corantes e outros *antes*.

Podemos até estabelecer uma analogia: nosso cérebro é este pomar e horta, e está à nossa disposição, basta cultivar, cuidar e estimular as conexões neuronais, cuidar de não manter o cérebro inativo, para termos uma colheita de pensamentos abundantes, criativos e inovadores. No entanto, por preguiça, falta de vontade e coragem de ir mais a fundo, acessamos apenas 8% de nossa capacidade. É como se almejássemos ter um dia com céu azul e ensolarado, mas bloqueássemos toda esta luminosidade com dúvidas, falta de confiança e entrega, toldando o lindo dia com pensamentos e nuvens cinzentas, não nos permitindo usufruir da luz e sabedoria ao nosso dispor. É isso que ocorre quando queremos comprovar, controlar e explicar todos os fenômenos mais sutis.

Estamos perdendo um tempo incrível, atrasando a evolução e expansão de nossa consciência rumo às demais dimensões, deixando de acessar interconexões com nosso Eu interior e com outras dimensões cósmicas, expandindo a mente e o coração. Quando nos permitirmos esta abertura ao novo, tudo será surpreendentemente óbvio. Esta abertura e caminhada têm um ponto de partida, a estação que nos levará a outras dimensões só poderá ser acessada a partir da elevação de nossas frequências em sintonia com a energia vibracional do Amor, portanto, o primeiro passo será dado a partir de uma decisão com o Coração.

Vamos nessa?

Referências Bibliográficas

ADCOCK, William. **Vida Nova-Xamanismo.** Lisboa: Editora Estampa, 2001.

ALTMAN, Nathaniel. **Manual dos Devas-Como trabalhar com as Energias Sutis da Natureza**. São Paulo: Editora Pensamento, 2000.

BARROS, Nelson Felice de. **Medicina Complementar-uma reflexão sobre o outro lado da prática médica.** São Paulo: Annablume Editora comunicação, 2000.

BIAZZI, Eliza. **O Maravilhoso Poder das Plantas.** São Paulo: Editora Casa Publicadora Brasileira, 2003.

BIRD, C; TOMPKINS, P. **A Vida Secreta das Plantas.** São Paulo: Círculo do Livro, 1991.

BONTEMPO, Márcio. **Alimentação para um Mundo Novo**. Rio de Janeiro: Editora Record, 2008.

BONTEMPO, Márcio. **Relatório Orion, Denúncia Médica sobre os perigos dos Alimentos Industrializados e Agrotóxicos**. Porto Alegre: Editora L&PM, 1986.

BRENNAN, Bárbara, A. **Mãos de Luz**. São Paulo: Editora Cultrix, 2006.

BURGOS, Ênio. **Medicina Interior, A Medicina do Coração e da Mente**. São Francisco de Paula: Editora Bodigaya, 2006.

BUSNELLO, Fernanda Michielin. **Aspectos nutricionais no processo do envelhecimento**. São Paulo: Atheneu, 2007.

BUENO, Mar Rey. **História das Ervas Mágicas e Medicinais**. São Paulo: Editora Madras, 2009.

BURKHARD, Gudrun. **Hostaliças, Frutas, Cereais, Féculas e Leguminosas**. São Paulo: Editora Antroposófica, 2009.

CHOPRA, Deepak. **Torne se mais Jovem, Viva por mais Tempo**. Rio de Janeiro: Editora Rocco, 2002.

CORAZZA, Sônia. **Aromacologia, Uma Ciência de muitos Cheiros**. São Paulo: Editora SENAC, 2014.

CZECHOROWSKI, Henri; CLAUDINE. **As Terapias Iniciáticas-Como alcançar o equilíbrio do corpo e espírito.** São Paulo: Editora Pensamento, 1999.

DOSSEY, Larry. **A Cura Além do Corpo-A Medicina e o Alcance Infinito da mente.** São Paulo: Editora Cultrix, 2001.

DRUON, Maurice. **O Menino do Dedo Verde**. Rio de Janeiro: Editora Livraria José Olimpio, 1983.

EDDE, Gerard. **A Medicina Ayur-Védica**. São Paulo: Editora IBRASA, 1993.

GAGNÉ, Steve. **A Energética dos Alimentos- A Força Espiritual, Emocional e Nutricional do que comemos**. São Paulo: Editora Lafonte, 2006.

GARDNER, Joy. **Cura Vibracional através dos Chakras-Com Luz Cor Sons Cristais e Aromaterapia-Edit. Índigo**. Espanha: Editora Madras, 2012.

GERBER, Richard. **Medicina Vibracional.** São Paulo: Editora Cultrix, 2001.

GIACOMETTI, Dalmo C**. Ervas Condimentares e Especiarias**. São Paulo: Editora Nobel, 1989.

GLIESSMAN, Stephen R. **Agroecologia- Processos Ecológicos em Agricultura Sustentável**. Porto Alegre: Editora Da UFRGS, 2000.

GONÇALVES, Paulo; EIRÓ; CIA. **Medicinas Alternativas-Tratamentos não Convencionais**. São Paulo: Editora IBRASA, 1989.

GONZALEZ, Alberto Peribanez. **Lugar de Médico é na Cozinha**. São Paulo: Editora Alaúde, 2012.

HOFFMANN, David. **Elementos do Erbalismo**. São Paulo: Ediouro, 1991.

HOWARD, Judy. **Os Remédios de Dr. BACH-Passo a Passo.** São Paulo: Editora Pensamento, 1990.

MONTEIRO, Irineu. **EINSTEIN Reflexões Filosógicas**. São Paulo: Editora Alvorada, 1979.

PEIRCE, Penney. **Frequência Vibracional**. São Paulo: Editora Cultrix, 2009.

POSSER, Ligia da Luz. **SPAS-Alquimia de uma Jornada**. Porto Alegre: Editora Besouro Box, 2011.

POSSER, Ligia da Luz. **Cristal Fluidoterapia-A Vida por detrás dos Cristais.** Porto Alegre: Editora Besouro Box, 2015.

ROADS, Michael J. **Diálogos com a Natureza-Partilhando as Energias e o Espírito das Árvores, das Plantas, dos Pássaros e da Terra**. São Paulo: Editora Pensamento, 1997.

SCHWERTNER, Clóvis A. **Alternativa Sustentável: do Campo e Cidade**. Venâncio Aires: Gráfica 13 de Maio, 2013.

UCHA. **Culinária Natural e Vegetariana. São Paulo:** Editora Pensamento, 1995.

WEIL, Pierre. **O Corpo Fala.** Rio de Janeiro: Editora Cepa, 1989.

WIOLAGORA, Sheila. **Sucos e Vitaminas-com Superalimentos que desintoxicam.** São Paulo: Ecomidasvivas, 2013.

Leia outros livros da autora...

SPA's - Alquimia de uma jornada
448 págs. | 21 x 27cm | 9788599275429

O que pode ser chamado de SPA? Como funciona? Como montar um SPA? As terapias, as técnicas, os profissionais, os produtos, uma obra única e esclarecedora sobre SPAs. Realizar uma pesquisa "tudo sobre SPAS" já seria de grande utilidade para este momento histórico, com um mercado em franca expansão e com tão pouca bibliografia disponível. A autora, Ligia Posser, vai muito além, entra em um campo muito pouco ou quase nada explorado e que muitos evitam falar, mesmo que já tenham sentido ou percebido, o "campo minado" da bio-energia, da alquimia dos sentimentos e emoções e do improvável, mas que sabemos que existe. Nesta obra, um irresistível convite: compartilhar da caminhada através da arte de compreender, perceber além do visível, de tudo o que ocorre e desenvolve-se em SPAs, que não se fala, não se comenta, apenas se sente... Aprendemos que, por afinidade e ressonância, que semelhante atrai semelhante, então, tudo se equilibra, harmoniza e atrai. Se tivermos abertura e flexibilidade de aceitar, deixar fluir, acreditar e ter coragem de assumir, poder-se-á abrir o portal de um novo paradigma, livre do "o que os outros vão pensar ou criticar". Um portal que leva a percepção das correspondências entre as dimensões, por exemplo: uma técnica simples de massagem poderá ser percebida e desenvolvida em várias esferas e graus energéticos, desde o ambiente da cabine que é preparada, a luz com cromoterapia, o som com a musicoterapia, água, cristais, madeiras, velas, fogo, incensos, aromoterapia, a energia dos ativos dos óleos e cosméticos utilizados, a bio-energia do toque do terapeuta, ou seja, tudo aquilo, que se diz sobre "montar um cenário de SPAs", criar um "clima", na verdade, é um trabalho bioenergético que ocorre em várias dimensões.

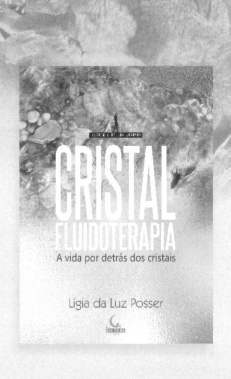

Cristalfluidoterapia - A vida por detrás dos cristais
160 págs. | 16 x 23cm | 9788555270093

Estamos constantemente expostos a ondas de vibrações e radiações. As ondas de um celular, de uma TV ou de um computador atravessam os espaços físicos interferindo em nossas células, impregnando-nos de fluidos energéticos, carregando nosso ambiente de ondas magnéticas e influenciando tudo ao redor. Quando chegamos a um local e não nos sentimos confortáveis, sentimos vontade de ir embora, é porque este ambiente está repleto de magnetismo denso, muitas vezes criado por situações que ocorreram antes, podendo ser de pessoas negativas, brigas, discussões ou excesso de aparelhos com radiação eletromagnética ligados no ambiente. Hoje sabemos que as pedras e os cristais são ferramentas eficientes para a modificação desses ambientes e para a nossa proteção fluídica. Estudos atuais revelam o quanto podemos usufruir do poder e das propriedades dos cristais. Profissionais da área da saúde e terapeutas têm se voltado ao estudo e uso de cristais, juntamente com a cromo, aromo, fito, arte e outras terapias bioenergéticas, abrindo um novo tempo para as Terapias Integrativas. Neste livro, abordaremos a vida por detrás dos cristais e você está convidado a entrar neste mundo fantástico de conexões.

www.besourobox.com.br